"Desde inflação a calamidades globais, Albert Mohler é um guia seguro. Desde afago psicológico do ego americano à injúria da consciência americana, Mohler é persistentemente realista. De norte a sul, Mohler segura o espelho num ângulo de 45º graus entre o céu e a terra; e a resplendente luz da sabedoria divina ilumina as sombras de nossa tolice humana. E, no centro do esplendor, está a cruz de Jesus Cristo, definindo o significado final de tudo. Agradeço a Deus por Albert Mohler."
John Piper
Fundador e Professor do DesiringGod.org, Minneapolis

"Al Mohler é um dom singular à igreja. Suas análises combinam discernimento teológico penetrante e percepção cultural perspicaz com uma paixão por proclamar com fidelidade o evangelho de Jesus Cristo. Sinto-me feliz porque toda a sabedoria de Mohler está agora disponível nesta obra."
C. J. Mahaney
Sovereign Grace Ministries

"Aplicar as profundas verdades de nossa fé cristã a uma cultura que parece estar se transmutando diante de nossos olhos, parece ser a questão mais difícil que confronta a igreja hoje. Neste livro bem escrito, Mohler, examina a situação e oferece discernimento e sabedoria para ajudar-nos a fazer isso. Um manifesto para o envolvimento cristão responsável!"
Timothy George
Deão, Beeson divinity school, Samford University
Editor da Christianity today

"O Dr. traz seu brilhantismo intelectual, sabedoria moral e discernimento teológico juntos em um livro que deve estar na biblioteca de todo aquele que se interessa por entender as areias movediças da moralidade de nossa cultura e por saber como lidar com essa moralidade. Se você está nessa categoria, esta é uma leitura obrigatória."

James Meritt
Pastor, Cross Pointe Church, Duluth (GA)
Âncora do Ministério Touching Lives

Desejo & ENGANO

ALBERT MOHLER

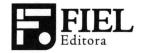

M698d Mohler, R. Albert, Jr., 1959-
　　　　Desejo e engano : o verdadeiro preço da nova tolerância sexual / Albert Mohler ; [tradução: Francisco Wellington Ferreira]. – 2. ed. – São José dos Campos, SP : Fiel, 2018.

　　　　141 p.
　　　　Tradução de: Desire and deceit.
　　　　Subtítulo retirado da capa.
　　　　Inclui referências bibliográficas.
　　　　ISBN 9788581325026

　　　　1. Sexo – Aspectos religiosos – Cristianismo. I. Título.

CDD: 241.66

Catalogação na publicação: Mariana C. de Melo Pedrosa – CRB07/6477

Desejo e Engano

Traduzido do original em inglês: *Desire and Deceit*
Copyright © 2008 by R. Albert Mohler Jr.

■

Publicado por Multnomah Books, uma marca de Crown Publishing Group, uma divisão de Random House, Inc.
12265 Oracle Boulevard, Suite 200
Colorado Springs, Colorado 80921 USA

Todos os direitos para tradução em outros idiomas devem ser contratados através de:
Gospel Literature International
P.O Box 4060, Ontário, California, 91761-1003 USA

A presente tradução foi feita com permissão de Multnomah Books, uma marca de Crown Publishing Group, uma divisão de Random House, Inc.

Copyright © 2009 Editora Fiel
Primeira edição em português: 2009
Segunda edição em português: 2018

Todos os direitos em língua portuguesa reservados por Editora Fiel da Missão Evangélica Literária
PROIBIDA A REPRODUÇÃO DESTE LIVRO POR QUAISQUER MEIOS SEM A PERMISSÃO ESCRITA DOS EDITORES, SALVO EM BREVES CITAÇÕES, COM INDICAÇÃO DA FONTE.

■

Diretor: Tiago J. Santos Filho
Editor-chefe: Tiago J. Santos Filho
Editora: Renata do Espírito Santo
Coordenação Editorial: Gisele Lemes
Tradução: Francisco Wellington Ferreira
Revisão: Franklin Ferreira e Tiago J. Santos Filho
Diagramação: Rubner Durais
Capa: Rubner Durais
ISBN: 978-85-8132-502-6

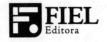

Caixa Postal 1601
CEP: 12230-971
São José dos Campos, SP
PABX: (12) 3919-9999
www.editorafiel.com.br

*A Mary Katherine Mohler,
"Katie", Maravilhosa filha e amiga.
Ela conquistou meu coração
no momento de seu nascimento
e nunca mais o deixou.*

SUMÁRIO

Agradecimentos...9

Prefácio...11

Capítulo 1 – De Pai para Filho
J. R. R. Tolkien falando sobre sexo.......................................15

Capítulo 2 – Uma Nova Maneira de Ver a Luxúria
Um ponto de vista secular..23

Capítulo 3 – Outra Maneira de Ver a Luxúria
Um ponto de vista cristão..29

Capítulo 4 – A Pornografia e a Integridade do Casamento Cristão
O desafio...35

Capítulo 5 – A Pornografia e a Integridade do Casamento Cristão
O chamado..41

Capítulo 6 – A Homossexualidade na Perspectiva Teológica
As raízes do movimento...47

Capítulo 7 – A Homossexualidade na Perspectiva Teológica
A hermenêutica da legitimação..53

Capítulo 8 – A Homossexualidade na Perspectiva Teológica
Uma cosmovisão bíblica...61

Capítulo 9 – A Homossexualidade na Perspectiva Teológica
Respondendo ao desafio...71

Capítulo 10 – O Fim da Amizade
Como a confusão sexual corrompeu a amizade entre homens......79

Capítulo 11 – Depois do Baile
Por que o movimento homossexual tem vencido.........................87

Capítulo 12 – Alfred Kinsey
O homem como ele realmente era......................................95

Capítulo 13 – Lamentando a Cultura Gay
O enigma de Andrew Sullivan...103

Capítulo 14 – Lésbicas Criando Filhos
Você já teve problema com isso?.....................................113

Capítulo 15 – A Era da Perversidade Polimorfa
Uma revolução fomentada por ideias.................................119

Capítulo 16 – A Era da Perversidade Polimorfa
Sete estratégias para a revolução...................................127

Capítulo 17 – A Era da Perversidade Polimorfa
A civilização sobreviverá?...137

AGRADECIMENTOS

Em um sentido muito real, nenhum autor trabalha sozinho. Sou profundamente devedor aos muitos amigos e colegas que me ajudaram nesta tarefa complexa. Agradeço especialmente ao Deão Russel Moore e ao professor Ken Magnuson, ambos do *Southern Baptist Theological Seminary*. Em vários assuntos, eles e outros me ajudaram a aprimorar minhas ideias.

Como sempre, sou muito agradecido a Greg Gilbert, diretor de pesquisa de meu escritório, que prestou assistência inestimável em preparar este projeto para publicação.

Finalmente, quero expressar gratidão à minha esposa, Mary, e a nossos filhos, Katie e Christopher. Eles me têm sustentado em cada mudança e ensinado muito sobre a vida e o amor.

PREFÁCIO

Hoje, a sexualidade é um fator importante na vida pública dos Estados Unidos e da maior parte do mundo. De algum modo, isso não é algo novo. Afinal de contas, a sexualidade é um dos principais aspectos da existência humana – uma dinâmica complexa, inevitável e potencialmente perigosa de nossa vida. Contudo, a sexualidade é agora um assunto *público* – a prioridade e o centro de alguns dos maiores e mais disputados debates desta época.

Sexo e sexualidade norteiam muito das propagandas, entretenimentos e temas culturais que o povo usa em sua conversa regular. A revolução sexual dos anos 1960 foi, em retrospectiva, somente um sinal do que estava por vir. Nestes primeiros anos do século XXI, assuntos sobre sexualidade são aparentemente inevitáveis. Alunos do ensino fundamental estão sendo apresentados a currículos sobre "diversidade familiar", e os principais jornais noticiam o fenômeno da promiscuidade sexual em asilos para idosos. Parece não haver nenhuma parte de nossa cultura que não esteja lidando, de uma maneira ou de outra, com a sexualidade – envolvendo, freqüentemente, significativa controvérsia.

Os cristãos têm um papel e um dever especial em meio a esta confusão. Em primeiro lugar, eles sabem que o sexo

DESEJO E ENGANO

tanto é *mais* como *menos* importante do que a cultura de sexualidade liberal pode entender. Diferente dos evolucionistas naturalistas, os cristãos acreditam que as realidades de gênero e sexualidade são dons intencionais do Criador, que os deu aos seres humanos como bênção e responsabilidade. Diferente dos relativistas pós-modernos, os cristãos não podem aceitar a afirmação de que os padrões sexuais são meras construções sociais. Cremos que somente o Criador tem o direito de revelar sua intenção e ordens concernentes à nossa administração desses dons. Diferente dos gênios e gurus de marketing e publicidade, não cremos que a sexualidade deve ser usada como um ardil para atrair a atenção e criar demanda no consumidor. Diferente dos complacentes produtores de entretenimento sexualizado, não cremos que o sexo consiste primariamente em diversão e prazer. Diferente dos revolucionários sexuais das décadas recentes, não cremos que a sexualidade é o meio de libertar o ego da opressão cultural.

Em outras palavras, cremos que o sexo é *menos* importante do que muitos desejam que creiamos. A existência humana não se centraliza, primeira e principalmente, no prazer sexual e na demonstração de sexualidade. Há muito mais para a vida humana, realização e alegria. O sexo não pode cumprir as promessas feitas por nossa sociedade hipersexualizada.

Por outro lado, o sexo é *mais* importante do que a sociedade secular pode imaginar. Afinal de contas, a cosmovisão cristã revela que, em última análise, sexo, gênero e sexualidade fazem parte do propósito da criatura para glorificar o Criador. Esta relação transforma toda a questão e deixa a criatura a perguntar: como posso celebrar e vivenciar a administração de minha sexualidade e o exercício deste dom de maneira que o

Criador seja mais glorificado? É desnecessário dizer que essa não é a pergunta que está motivando a confusão em nossa cultura saturada de sexo.

Este livro é uma tentativa de considerar, com base na perspectiva do cristianismo bíblico, vários assuntos controversos e problemáticos sobre a sexualidade. Todos nós temos uma parte nisso, e os cristãos são responsáveis por um testemunho especial quanto ao significado do sexo e da sexualidade.

E tudo isso, conforme sabemos, não se refere apenas ao que *pensamos* sobre esses assuntos, mas também à maneira como temos de viver.

Capítulo 1

DE PAI PARA FILHO

J. R. R. Tokien falando sobre sexo

A popularidade admirável de J. R. R. Tolkien e de seus escritos, engrandecida pelo sucesso da série de filmes *O Senhor dos Anéis*, nos dão a certeza de que o mundo imaginário e de significado moral de Tolkien permanece como uma das grandes realizações literárias de nosso tempo.

Em certo sentido, Tolkien foi um homem de outra época. Sendo um filólogo de coração, ele ficava mais à vontade no mundo das eras antigas, ao mesmo tempo em que testemunhava os horrores e barbaridades do século XX. Celebrado como um autor popular, ele era uma testemunha eloqüente de verdades permanentes. Sua popularidade nos campus universitários, estendendo-se de seus dias até ao presente, é uma poderosa indicação de que os seus escritos alcançam os corações dos jovens e daqueles que buscam respostas.

Ao mesmo tempo em que Tolkien é celebrado como autor e literato, algumas de suas mensagens foram transmitidas por meio de cartas, e algumas de suas cartas mais importantes foram dirigidas aos filhos.

Tolkien casou-se com Edith, sua esposa, em 1916; e a união foi abençoada com quatro filhos. Dos quatro, três eram homens.

DESEJO E ENGANO

John nasceu em 1917, Michael em 1920 e Christopher em 1924. Priscilla, a única filha de Tolkien, nasceu em 1929. Tolkien amava bastante seus filhos e deixou um grande legado literário na forma de cartas.[1] Muitas dessas cartas foram dirigidas aos filhos e representam não somente um excelente exemplo de qualidade literária, mas também um tesouro de ensino cristão sobre assuntos como a humanidade, o casamento e o sexo. Consideradas juntas, essas cartas constituem uma herança inestimável não somente para os filhos de Tolkien, mas também para todos aqueles com os quais elas foram compartilhadas.

Em 1941, Tolkien escreveu uma carta primorosa ao seu filho Michael, falando sobre o casamento e as realidades da sexualidade humana. A carta reflete a cosmovisão de Tolkien e seu profundo amor pelos filhos. Ao mesmo tempo, reconhece os graves perigos inerentes à sexualidade desenfreada.

"Este é um mundo caído", afirmou Tolkien. "A perversão do instinto sexual é um dos principais sintomas da Queda. Durante todas as épocas, o mundo tem ido ao pior. As várias formas de mudança social, e cada novo costume têm seus perigos especiais. Mas, desde a queda de Adão, o espírito de concupiscência tem andado em todas as ruas e se assentado com malícia em todos os lares". Esse reconhecimento do pecado humano e dos resultados inevitáveis da Queda expressa um contraste extremo em relação ao otimismo humanista que foi compartilhado por muitos durante o século XX. Mesmo quando os horrores de duas guerras mundiais, do holocausto e de vários outros males castigaram o otimismo recente quan-

---

1 Humphrey Carpenter & Christopher Tolkien (eds.), *As cartas de J. R. R. Tolkien* (Curitiba, PR: Editora Arte & Letra, 2006).

to ao progresso humano, o século XX deu evidência de uma fé inabalável no sexo e no seu poder libertador. Tolkien não teve nenhuma dessas coisas. "O Diabo é incansavelmente habilidoso, e o sexo é o seu assunto favorito", insistiu Tolkien. "Ele é tão bom em apanhá-lo por meio de motivos generosos, românticos e compassivos, como o é por meio de motivos mais comuns ou naturais." Assim Tolkien aconselhava seu filho, que na época tinha 21 anos, dizendo-lhe que as fantasias sexuais do século XX eram mentiras demoníacas que tencionavam enlaçar os seres humanos. O sexo era uma armadilha, advertiu Tolkien, porque os seres humanos são capazes de racionalizações quase infinitas em termos de motivos sexuais. O amor romântico não é suficiente para justificar o sexo, Tolkien entendeu.

Ampliando o argumento, Tolkien advertiu seu filho de que a amizade entre um homem e uma mulher, uma amizade supostamente livre de desejo sexual, não demoraria muito a ser perturbada pela atração sexual. É quase certo que pelo menos um dos participantes dessa amizade será inflamado pela paixão sexual, advertiu Tolkien. Isso é especialmente verdadeiro no relacionamento entre jovens, embora ele acreditasse que esse tipo de amizade poderia ocorrer mais tarde na vida, "quando o sexo perde a intensidade".

Conforme percebe qualquer leitor de Tolkien, ele era romântico de coração. Celebrava o fato de que, "em nossa cultura ocidental, a tradição romântica e cavalheiresca ainda é forte", embora reconhecesse que "os tempos lhe são hostis". Assim, como um pai preocupado, Tolkien aconselhou Michael a evitar que seu instinto romântico o levasse a corromper-se, iludido pela "bajulação da simpatia bem temperada com estímulos sexuais".

DESEJO E ENGANO

Além disso, Tolkien demonstrou um profundo entendimento da sexualidade masculina e da necessidade de limites e restrições. Embora tenha sido freqüentemente criticado por possuir um entendimento bastante negativo da sexualidade masculina, Tolkien apresentava uma avaliação sincera do impulso sexual em um mundo caído. Ele argumentava que os homens não são naturalmente monogâmicos. "A monogamia (embora há muito seja fundamental às nossas ideias herdadas) é para nós, homens, um parte da ética revelada de acordo com a fé, e não de acordo com a carne."

Em seu próprio tempo, Tolkien viu o poder dominante de um costume cultural e da tradição moral regredir à memória histórica. Tendo a revolução cultural já visível no horizonte, Tolkien acreditava que a ética do sexo revelada pelo cristianismo seria a única força adequada para restringir a sexualidade desenfreada do homem caído. "Cada um de nós poderia sinceramente gerar, em nossos 30 anos excedentes de masculinidade plena, centenas de filhos e desfrutar do processo", Tolkien advertiu seu filho. No entanto, as alegrias e satisfações do casamento monogâmico fornecem o único e verdadeiro contexto para a sexualidade que não se envergonha. Além disso, Tolkien era confiante no fato de que o entendimento do cristianismo a respeito do sexo e do casamento implicava prazeres eternos e temporais.

Ao mesmo tempo em que celebrava a integridade do casamento cristão, Tolkien advertia a seu filho de que a verdadeira fidelidade no casamento exige um exercício contínuo da vontade. No casamento há uma exigência de renúncia, ele insistia. "Fidelidade no casamento cristão envolve isto: grande mortificação. Para um homem cristão não há escape. O casamento pode ajudar a santificar e dirigir ao seu devido alvo os seus desejos sexuais. As graças do casamento podem ajudá-lo na luta, mas a luta permanece. O casamento não o satisfará de uma vez – assim como a fome precisa ser mantida afastada por refeições regulares. Apresentará tantas dificuldades à pureza conveniente àquele estado como proverá facilidades. Nenhum homem, por mais que, como jovem, tenha amado verdadeiramente sua noiva e prometida, jamais vivenciou fidelidade para com ela, como esposa, na mente e no corpo, sem o exercício deliberado de sua vontade e sem auto-renúncia."

Tolkien traçava a infidelidade no casamento, especialmente por parte do homem, ao erro da igreja em não ensinar estas verdades nem falar sobre estes assuntos com honestidade. Aqueles que viam o casamento como nada mais do que a arena de amor romântico e arrebatado ficariam desapontados, entendia Tolkien. "Quando o glamour desaparece ou perde seu brilho, os cônjuges pensam que cometeram um erro ou que ainda estão por achar sua verdadeira alma gêmea. E a verdadeira alma gêmea é, com freqüência, a próxima pessoa sexualmente atrativa que surge em seu caminho."

Com essas palavras, Tolkien advertiu a seu filho que o casamento é uma realidade objetiva honrosa aos olhos de Deus. Assim, o casamento define as suas próprias satisfações. A integridade do casamento cristão exige que um homem exerça sua vontade no âmbito do amor e comprometa todas as suas energias e paixões sexuais ao estado honroso do casamento, recusando-se até na imaginação a violar seus votos matrimoniais.

Em uma carta ao seu amigo C. S. Lewis, Tolkien disse: "O casamento cristão não é uma proibição à relação sexual, e sim a maneira correta de temperança sexual – de fato, talvez a melhor maneira de obtermos o prazer sexual mais satisfatório".

Em face de um mundo cada vez mais comprometido com a anarquia sexual, Tolkien entendeu que o sexo tem de ser respeitado como um dom complexo e volátil, tendo potencial de grande prazer e de grande sofrimento. Com profundo discernimento moral, Tolkien entendeu que as pessoas que se entregam mais irrestritamente aos prazeres sexuais obterão, no final, menos prazer e realização. Como explica o autor Joseph Pearce, um dos mais perspicazes intérpretes de Tolkien, a temperança sexual é necessária "porque o homem não vive apenas de sexo". Temperança e restrição representam "o caminho moderado entre o pudor e a lascívia, os dois extremos da obsessão sexual", Pearce acrescenta.

Referências explícitas à sexualidade estão virtualmente ausentes nas obras, alegorias, fábulas e estórias publicadas de Tolkien. No entanto, o sexo está sempre em segundo plano como parte do panorama moral dessas obras. Joseph Pearce entendeu isso com clareza, argumentando que os personagens literários de Tolkien "certamente não são destituídos de sexo, no sentido de assexuados, mas, pelo contrário, no que diz respeito ao sexo, são arquétipos e estereótipos". Pearce faz essa afirmação apesar de não haver atividade ou sedução sexual notória nas histórias de Tolkien.

Como isso é possível? Empregando um profundo espírito de moralidade, Tolkien apresentou seus personagens em termos de honra e virtude, usando homens heróicos que demonstravam virtudes masculinas clássicas e heroínas que apareciam como mulheres de honra, valor e pureza.

Contudo, se não tivermos considerável acesso às realidades da família de Tolkien e de seu papel como marido e pai,

DE PAI PARA FILHO
J. R. R. Tolkien falando sobre sexo

dificilmente seremos compelidos a apreciar o entendimento de Tolkien quanto ao sexo, casamento e família. As cartas de Tolkien, especialmente as que ele escreveu aos três filhos, mostram a preocupação amorosa de um pai dedicado, bem como o raro dom literário que Tolkien possuía e empregava com poder. A carta que Tolkien escreveu para Michael em 1941 – na época em que o mundo explodia em guerra e a civilização desmoronava – é um modelo de preocupação, conselho e instrução paternal.

Do ponto de vista do século XXI, para muitos Tolkien pareceria tanto desarmônico como destoante em relação aos padrões sexuais de nossa época. Sem dúvida, ele tomaria isso como um elogio, não intencional, mas sincero. Ele sabia que estava em desarmonia com sua época e recusou firmemente atualizar sua moralidade para satisfazer o padrão exigido pelas pessoas modernas. Escrevendo a Christopher, seu filho mais novo, Tolkien explicou isto: "Nascemos numa época obscura, num tempo indevido (para nós). Mas há este consolo: de outro modo, não conheceríamos nem amaríamos oque realmente amamos. Imagino que um peixe fora da água é o único peixe que tem uma concepção da água". Somos gratos por essas cartas, elas contêm mais do que uma pequena indicação do que Tolkien significava.

Capítulo 2

UMA NOVA MANEIRA
DE VER A LUXÚRIA

Um ponto de vista secular

Quando o filósofo Simon Blackburn foi convidado a dar palestras sobre um dos sete pecados capitais, temeu que lhe pedissem falar sobre a preguiça. "Fiquei preocupado", ele disse, "não por causa da falta de familiaridade com o problema, e sim por causa das dúvidas quanto a achar o que dizer sobre o assunto".

Aconteceu, porém, que ele não foi convidado a falar sobre a preguiça. Em vez disso, pediram-lhe que abordasse o assunto da luxúria; e, quanto a esse assunto, ele teve vigor suficiente para falar muito sobre o erro que tem motivado a humanidade através dos séculos. A luxúria, argumentou Blackburn, "recebe má publicidade". Seu objetivo, na palestra patrocinada pela Biblioteca Pública de Nova Iorque e pela editora da Universidade de Oxford, era resgatar a luxúria de sua má compreensão e de seu abuso histórico. Ele reconhece que a luxúria tem má reputação. "Ela é a mosca no ungüento, a ovelha negra da família, o primo mal–educado e desprezível da família de membros honrosos como o amor e a amizade. A luxúria vive

DESEJO E ENGANO

na parte mais pobre da sociedade, anda por aí forçando sua entrada em grande parte de nossa vida, e se ruboriza quando acha uma companhia".

Blackburn é um filosofo de grande reputação; tem ensinado nas universidades de Oxford, de Cambridge e da Carolina do Norte. É um excelente escritor, que combina tanto estilo como habilidade. Em anos recentes, ele escreveu *Pense: uma introdução à filosofia* e *Being good*, duas obras que tencionavam introduzir assuntos filosóficos ao leitor comum. Nesses livros, Blackburn apresenta um entendimento fundamentalmente secular da vida e um engajamento neutro com as questões filosóficas e morais.

Em seu novo livro, *Luxúria*,[2] Blackburn apresenta uma visão modernizada da luxúria como desejo sexual por amor ao próprio desejo. Se a luxúria tem má publicidade, Blackburn quer ser o seu agente de relações públicas. A luxúria é inevitavelmente comparada com o amor. Ele entende o dilema, observando: "Sorrimos para os amantes de mãos dadas no parque. Mas franzimos o nariz quando os vemos praticando sua luxúria debaixo da árvore. O amor recebe o aplauso do mundo. A luxúria é furtiva, vergonhosa e embaraçadora. O amor busca o bem do próximo, com autocontrole, interesse, razão e propósito. A luxúria busca sua própria satisfação, é afoita, impaciente, sem controle, imune à razão". Como um filósofo moral, Blackburn entende que o amor exige conhecimento, razão e tempo, combinados com verdade e confiança. Por outro lado, a luxúria é simbolizada por "uma trilha de roupas no corredor", que representa a perda da razão, do autocontrole e da disciplina.

---

2 Simon Blackburn, *Lust: the seven deadly sins* (New York: Oxford University Press, 2006).

UMA NOVA MANEIRA DE VER A LUXÚRIA
Um ponto de vista secular

Não precisamos dizer, mas a luxúria tem feito parte do desejo e da experiência humana desde a Queda. Blackburn, que não apresenta nenhuma evidência de crer em qualquer coisa parecida com pecado, entende a luxúria como um dos grandes desafios morais que os homens modernos enfrentam. "Viver com luxúria", diz Blackburn, "é como viver algemado a um lunático". Francamente, é difícil aprimorar essa definição.

Grande parte da dificuldade em abordar o assunto da luxúria, em nossos tempos modernos, pode ter sua origem no caráter altamente sexualizado da cultura contemporânea. Ainda que a luxúria seja reduzida ao desejo sexual (e não ao desejo por dinheiro, poder e outras coisas), é cada vez mais difícil separarmos a luxúria da ordenação da vida diária. Ela perdeu sua vergonha pública; os limites morais foram demolidos em nome do "progresso" moral. E a sexualidade direciona agora muitas das propagandas, entretenimentos e temas culturais. Como a luxúria pode ser separada de tudo isso?

Blackburn define a luxúria como "o desejo entusiasta que inspira o corpo à atividade sexual e seus prazeres, por amor a esses próprios prazeres". Essa definição é mais sofisticada do que parece a princípio. Blackburn combina conceitos como entusiasmo, desejo, atividade sexual e prazer, mas focaliza sua definição de luxúria no desejo de prazer sexual por amor ao próprio prazer. Essa elevação do desejo sexual, despojado de contexto e limites morais, representa bem a luxúria como ela se manifesta no mundo contemporâneo.

Os antigos identificavam os sete pecados capitais como orgulho, avareza, luxúria, inveja, glutonaria, ira e preguiça. Toda a revelação da pecaminosidade humana, eles acreditavam, é atribuída a um desses pecados básicos e aos efeitos mortais

DESEJO E ENGANO

que os acompanham. A igreja cristã adotou a noção dos sete pecados capitais, unindo a estes as sete virtudes celestiais, identificadas como prudência, temperança, justiça, coragem, fé, esperança e caridade. Supôs-se que a temperança tinha o propósito de limitar a luxúria. Todavia, parece que esta tem levado vantagem.

Rastreando a ideia de luxúria no pensamento ocidental, Blackburn rejeita a associação comum de luxúria com excesso. Luxúria não é realmente desejo excessivo, ele argumenta, e sim um desejo por prazer sexual como um fim em si mesmo. A luxúria encontrou uma derrota nos filósofos estóicos, os quais temiam uma vida dominada pela paixão, e não pela razão. O filósofo romano Sêneca popularizou a filosofia estóica ao adotar este moto: "Nada por amor ao prazer". Ele argumentou que a luxúria tinha de ser vencida por causa da sobrevivência da humanidade, enquanto a sexualidade deveria ser direcionada tão-somente "à continuação da raça humana". De fato, Sêneca apresentou esse argumento sobre a luxúria em uma carta que dirigiu à sua mãe; logo, é difícil saber quão seriamente podemos aceitar a sua descrição. No entanto, Blackburn entende Sêneca no sentido literal e verdadeiro.

Mas, se os estóicos representaram uma derrota significativa para a luxúria, esse pecado capital achou seu oponente mais letal no cristianismo. Blackburn descreve isso como "o pânico cristão" que direcionou o escrutínio moral ao próprio prazer, e não apenas àquilo que poderia ser considerado excesso. Como deveríamos esperar, ele dirige sua atenção a Agostinho, bispo do século IV, cujas opiniões sobre sexo influenciaram pelo menos quinze séculos do pensamento cristão. Agostinho, cuja juventude fora dedicada aos excessos sexuais, depois de sua

UMA NOVA MANEIRA DE VER A LUXÚRIA
Um ponto de vista secular

conversão mostrou-se determinado a negar que o prazer sexual fazia parte do propósito do Criador para a sexualidade humana, mesmo desde o princípio. Se a Queda não tivesse acontecido, Agostinho argumentou, o sexo seria uma atividade puramente racional, não contaminada por qualquer prazer físico. O ato sexual seria, de fato, apenas como um aperto de mãos. Mais tarde, conforme apresentada nos pensamentos de Tomás de Aquino, a igreja argumentou que a sexualidade era definida tanto pela ordem bíblica como pela revelação encontrada na natureza. Essa dimensão adicional da luxúria direcionava-se aos desejos não naturais evidentes em boa parte da humanidade.

O propósito de Blackburn é sobrepujar todo pessimismo para com a luxúria. Ele até defende o uso de pornografia, que pode, conforme ele diz, apontar aos propósitos mais elevados do sexo, e não às degradações mais vis. Ele se opõe aos psicólogos evolucionistas, afirmando que as opiniões naturalistas deles a respeito do sexo são muito mecânicas. Mas o principal esforço de Blackburn é vencer o que ele vê como pessimismo do cristianismo em relação ao desejo sexual como um fim em si mesmo. De fato, o seu esforço visa negar que a luxúria seja considerada um pecado capital ou algo semelhante.

O livro de Blackburn não responde a todas as perguntas que ele suscita. Enquanto ataca o "pessimismo" cristão e insiste que a luxúria seja aceita como uma realidade humana universal, ele não exige a remoção de todos os limites morais sobre a sexualidade humana. Em última análise, *Luxúria* é um fascinante tratado oferecido por um intelectual notável, que omite prudentemente as difíceis decisões morais da vida cotidiana. O ponto de vista de Blackburn sobre a luxúria está destituído dos aspectos ofensivos e está mais arraigado na literatura

DESEJO E ENGANO

do que na vida. Talvez isso se deva à profissão de Blackburn como filósofo acadêmico ou ao fato de que um filósofo secular moderno possa falar sobre sexo apenas no contexto de ironia.

O ponto de vista cristão sobre o mundo concorda com ele neste ponto: a luxúria é mais bem descrita como um desejo por prazer sexual como um fim em si mesmo. Agostinho à parte, não há qualquer razão bíblica para suspeitarmos que o sexo antes da Queda fosse destituído de prazer físico. De fato, temos todas as razões para crer que o prazer sexual é um dos dons mais agradáveis que Deus outorgou às criaturas humanas. O desejo sexual – e a promessa de prazer sexual – tem o propósito de atrair-nos ao casamento, à geração de filhos, à fidelidade e à responsabilidade. A luxúria é pecaminosa exatamente pelo fato de que o desejo e a paixão sexual são despojados desse contexto moral. Na cosmovisão centralizada em Deus, nada que existe sobre a terra pode ser visto como um fim em si mesmo. Nada pode ser entendido como que existindo por amor a si mesmo.

O desejo sexual por amor a si mesmo é um desejo destituído da glória do Criador e removido do seu contexto moral. O que Blackburn celebra, o cristianismo condena corretamente. Com ou sem intenção, ele trouxe a luxúria de volta ao palco de debates, e sua palestra transformada em tese serve para nos mostrar quão sensata talvez acharemos uma defesa secular da luxúria. É claro que há um entendimento completamente diferente da luxúria, mas isso não deve ser esperado de uma cosmovisão secular. Somente o cristianismo pode explicar por que a luxúria – e o pecado em todas as formas – é tão mortal.

Capítulo 3

OUTRA MANEIRA DE VER A LUXÚRIA

Um ponto de vista cristão

Enquanto Simon Blackburn vê a luxúria como um objeto de celebração, Joshua Harris entende que ela é um perigo que deve ser encarado com a maior seriedade. Em seu livro *Not Even a Hint: Guarding Your Heart Against Lust* [Nem mesmo uma sugestão: guardando seu coração contra a luxúria],[3] Harris oferece uma avaliação imparcial da luxúria como um desafio para o cristão. Segundo Harris, a luxúria é o desejo direcionado de modo errôneo. "Ter luxúria é querer o que você não tem e não deveria ter", ele explica. "A luxúria vai além da atração, da apreciação da beleza e do desejo saudável por sexo – a luxúria torna esses desejos mais importantes do que Deus. A luxúria quer ultrapassar as diretrizes de Deus a fim de obter satisfação".

A abordagem de Harris é contracultural desde o início. A maioria das pessoas rejeita a noção de que há prazeres que não devemos ter. Nossa sociedade institucionalizou a luxúria,

---

3 Joshua Harris, *Not even a hint: guarding your heart against lust* (Sisters, OR: Multnomah, 2003). Usado com permissão.

DESEJO E ENGANO

entretecendo os padrões de desejo sexual ilícito em toda a interação com os meios de comunicação, entretenimento, status e propagandas. A luxúria é agora uma parte e parcela da visão moderna a respeito da boa vida. Harris argumenta que "a luxúria pode ser a luta que define esta geração". Gerações anteriores enfrentaram os desafios morais de guerra, pobreza e pestilência, mas esta geração está absorvida em um ciclo contínuo de luxúria e satisfação sexual.

Harris, um autor de grande vendagem, é conhecido de muitos jovens cristãos por suas obras a respeito de cortejo e casamento bíblicos. Em *Eu disse adeus ao namoro* e *Garoto encontra garota*, ele ajudou a educar uma geração de evangélicos quanto à noção bíblica de cortejo como preparação para o casamento. Harris é o pastor igreja *Covenant Life*, em Gaithersburg, Mariland, e tem combinado experiência pastoral com discernimento espiritual perspicaz. Em suas primeiras obras, ele focalizou os perigos inerentes no padrão convencional de namoro que se tornou a norma entre os jovens americanos. Este sistema de namoro "íntimo" entre rapaz e moça é moralmente suspeito porque coloca o casal em um contexto de intimidade sexual prematura. O índice crescente de sexo pré-matrimonial entre os jovens – incluindo muitos dos que se dizem cristãos – é evidência suficiente para aceitarmos como verdadeiros os argumentos de Harris. Além disso, ele fundamenta seus argumentos em uma visão bíblica de cortejo como preparação intencional para o casamento.

Por que escrever agora sobre luxúria? "Escrever dois livros sobre o assunto de namoro e cortejo, nos últimos cinco anos, ajudou-me a perceber quão sério é este problema para um grande número de crentes", Harris explica. "Recebi milhares

OUTRA MANEIRA DE VER A LUXÚRIA
Um ponto de vista cristão

de cartas e e-mails de pessoas de todas as idades, de muitos lugares do mundo, que estavam lutando contra a impureza sexual." Como Harris o vê, o problema é terrivelmente sério. "As histórias são comoventes, tanto de homens como de mulheres. São histórias de compromissos simples que levaram a pecados e tristezas sérios. São histórias de lutas secretas e angustiantes contra sexo antes do casamento, pornografia e homossexualidade. São histórias de pessoas que antes juraram permanecer puras, mas agora não podem acreditar na profundidade de impurezas a que desceram." Estando a luxúria agora no centro da cultura americana e sendo até celebrada como uma parte vital da "boa vida", Harris parece soar de um absoluto extremismo no que diz respeito à luxúria. Qual é o padrão de Deus concernente à luxúria? Quanta luxúria é permissível à vida cristã? A resposta de Harris é a essência da simplicidade: "Nada. Nadinha. Zero". Caso você não entenda, ele prossegue insistindo que a luxúria não tem qualquer lugar na vida cristã – nem mesmo uma sugestão.

Por que esse padrão elevado? "Não estou dizendo isso para ser dramático", insiste Harris. "Creio realmente que este é o chamado de Deus para cada cristão, não importando o tipo de cultura em que viva ou a idade que tenha. Isso não acontece porque Deus é autoritário ou severo, por amor à severidade; antes, porque Ele nos ama – e somos dele." Joshua Harris é um homem honesto e expressa essa honestidade em *Not Even a Hint*. Ele confessa sua própria luta contra a luxúria como rapaz e permite que os leitores – homens e mulheres – se identifiquem com a profundidade de sua luta moral e espiritual.

Ao abordar a luxúria, definida como desejo sexual ilícito, a principal dificuldade que enfrentamos é definir a distinção entre o desejo sexual impróprio e o desejo sexual saudável. Harris admite essa dificuldade e tenta delinear a distinção por insistir que a luxúria não é o mesmo que ser atraído a alguém e também não é uma erupção repentina da tentação sexual. A essência da luxúria é o desfrute do desejo ilícito, o prazer da tentação levado adiante. No entanto, o desejo inocente pode se tornar em luxúria, se a esta for dada o menor convite. Como explica Harris: "Um pensamento sexual que surge em sua mente não é necessariamente luxúria, mas logo pode se tornar luxúria se for entretido e cogitado durante certo tempo. Uma excitação por sexo no casamento não é pecado, mas pode ser maculado pela luxúria se não for temperado com paciência e restrição".

O impulso do sexo humano não é produto da biologia ou da evolução. Nosso Criador nos fez seres sexuais e colocou um forte impulso sexual dentro de nós, a fim de impelir-nos ao casamento e a todas as coisas boas vinculadas à união conjugal. Visto que somos criaturas caídas, precisamos de assistência orientadora do impulso sexual para nos tirar da letargia e do egocentrismo para um relacionamento fiel e frutífero com uma esposa. Ao criar-nos homem e mulher, Deus tencionava que os homens fossem sexualmente atraídos às mulheres, e estas, aos homens. Essa atração não é uma questão de mutualidade entre dois gêneros; antes, ela tem o objetivo de nos direcionar à mutualidade entre duas pessoas unidas na aliança do casamento. No casamento, o prazer e a paixão sexual são partes essenciais do apego relacional que mantém a união firme, aponta à procriação e estabelece a intimidade descrita na Bíblia como o relacionamento de "uma só carne". Joshua Harris entende isso e afirma que "Deus nos deu impulsos para que sejamos impelidos a alguma coisa".

OUTRA MANEIRA DE VER A LUXÚRIA
Um ponto de vista cristão

O problema mortal da luxúria surge quando o impulso sexual é dirigido para algo menor ou diferente da pureza no casamento. Esse entendimento cristão da luxúria é bem distinto do argumento secular de Simon Blackburn. Enquanto Blackburn define a paixão e o prazer sexual como fins em si mesmos, levando a uma aceitação ampla da luxúria como um ato de auto-afirmação, a cosmovisão cristã de Joshua Harris leva-o a ver a luxúria como um elemento que recorda ao crente a sua necessidade de auto-renúncia. Ele entende o fato de que vivemos em uma era pornográfica e uma sociedade motivada pela luxúria. Reconhecendo essas realidades, Harris propõe um "plano adaptável à necessidade" para cada indivíduo. Em face das complexas fascinações da pornografia e da sedução sexual, Harris entende que cada pessoa provavelmente se deparará com um diferente padrão de tentação. Como ele reconhece, "pode não haver uma abordagem única que atenda às necessidades de todos no combate à luxúria". Sendo esse o caso, o cristão tem o dever de ser honesto a respeito do padrão de tentação que ele ou ela enfrenta. Se a tentação vem por meio de livros, da Internet, de correspondências e do contexto geral da vida diária, Harris propõe a necessidade de prestar contas a alguém e de honestidade implacável a respeito da luxúria e suas conseqüências.

Depois de haver ele mesmo passado pela experiência, Harris também sabe que a luta contra a luxúria não pode ser vencida por mera determinação pessoal e aplicação de autocontrole. Além disso, o legalismo não é o antídoto para a luxúria. "Não podemos salvar nem transformar a nós mesmos", ele explica. "Somente a fé em Cristo pode livrar-nos da prisão de nosso pecado. E somente o Espírito Santo pode transformar-nos. Nossa tarefa consiste em clamar pela obra dele, participar dessa obra e submeter-Lhe cada vez mais nossos pensamentos, ações e desejos."

Simon Blackburn acha que a luxúria é uma virtude, e muitos cristãos iludem-se pensando que a luxúria não é um problema real. Joshua Harris ofereceu um antídoto para esses conceitos trágicos e errôneos. A luxúria é não somente um erro, mas também um pecado que estimula outros pecados.

Capítulo 4

A PORNOGRAFIA E A INTEGRIDADE DO CASAMENTO CRISTÃO

O Desafio

A interseção de pornografia e casamento é uma das questões mais problemáticas entre os casais hoje, incluindo os casais cristãos. A praga universal da pornografia representa um dos maiores desafios morais enfrentados pela igreja cristã na era pós-moderna. Estando o erotismo entremeado no âmago de nossa cultura, sendo celebrado em seus entretenimentos e anunciado como um bem de consumo, é quase impossível escapar da ampla influência da pornografia em nossa vida e cultura. Ao mesmo tempo, o problema da pecaminosidade humana permanece fundamentalmente inalterado desde a Queda até o presente. Não há qualquer base teológica para supormos que os seres humanos são mais lascivos, mais indefesos diante da tentação sexual ou mais suscetíveis à corrupção do desejo sexual do que eram nas gerações anteriores.

Duas características distinguem a época presente das épocas anteriores. Primeira: a pornografia tem sido tão divulgada

DESEJO E ENGANO

por meio de propagandas, de imagens comerciais, de entretenimento e da vida diária, que aquilo que era considerado impróprio décadas atrás agora é aceito como roupa comum, diversão normal e sensualidade trivial. Segunda: o erotismo explícito – completado com imagens, narrativas e simbolismo pornográficos – é agora celebrado como um bem cultural em alguns setores da sociedade. A pornografia – agora noticiada como o sétimo maior negócio na América – possui os seus próprios ícones e personagens públicos. Hugh Hefner, fundador da revista *Playboy*, é considerado por muitos americanos um modelo de sucesso empresarial, prazer sexual e estilo de vida liberal. O uso de Hugh Hefner como orador por uma cadeia de lojas de hambúrgueres, na Califórnia, indica como a pornografia tem sido incorporada à nossa cultura.

Resultante dessas duas características, há uma terceira realidade – notadamente, a exposição crescente à excitação erótica cria a necessidade de estímulos cada vez mais fortes para despertar o interesse sexual e cativar a atenção. Numa linguagem curiosa, a hiper-exposição à pornografia leva a um retorno cada vez mais baixo do investimento, isso significa: quanto mais alguém vê pornografia, tanto mais explícitas têm de serem as imagens para despertar o interesse. Assim, para manter a excitação de "transgredir", como diriam os pós-modernistas, as pessoas dadas à pornografia têm de continuar excedendo os limites.

Mais uma qualificação tem de ser acrescentada a esse panorama. A pornografia é principalmente, mas não exclusivamente, um fenômeno *masculino*. Isso significa que os usuários e consumidores da pornografia são predominantemente masculinos – rapazes e homens. Em nome da libertação da mulher,

A PORNOGRAFIA E A INTEGRIDADE DO CASAMENTO CRISTÃO
O desafio

certa quantidade de pornografia dirigida ao mercado feminino tem surgido em anos recentes. No entanto, esse é apenas um nicho de mercado na ampla economia pornográfica. Permanece o fato de que muitos homens pagam grandes somas de dinheiro e gastam bastante tempo *olhando* e *contemplando* imagens pornográficas, a fim de estimularem-se sexualmente.

Por que a pornografia é um negócio tão grande? A resposta dessa pergunta está em duas realidades básicas. Em primeiro lugar, a resposta mais fundamental dessa pergunta tem de estar arraigada em um entendimento bíblico dos seres humanos como pecadores. Temos de levar em conta o fato de que o pecado corrompeu toda coisa boa da criação, e os efeitos do pecado se estendem a todos os aspectos da vida. O impulso sexual, que deveria apontar à aliança de fidelidade no casamento e todas as coisas boas associadas com essa instituição, tem sido corrompido a ponto de causar efeito devastador. Em vez de ser dirigido à fidelidade, ao compromisso de aliança e procriação e ao relacionamento de "uma só carne", o impulso sexual tem sido degradado a um tipo de paixão que rouba de Deus a glória e celebra a sensualidade às expensas do espiritual, tomando aquilo que Deus tencionou para o bem e colocando-o num caminho que leva à ruína, em nome da satisfação pessoal. A resposta mais importante que podemos dar à elevação da popularidade da pornografia está fundamentada na doutrina cristã do pecado. Como pecadores, corrompemos o que Deus planejou perfeitamente para o bem de suas criaturas e transformamos o sexo em um carnaval de prazeres orgíacos. Não somente separamos o sexo do casamento, mas, como sociedade, agora vemos o casamento como uma imposição, a castidade como um embaraço, e a restrição sexual como

DESEJO E ENGANO

uma inibição psicológica. A doutrina do pecado explica por que trocamos a glória de Deus pelo conceito de "perversidade polimorfa", de Sigmund Freud.

Precisamos também reconhecer que uma economia capitalista de livre mercado recompensa aqueles que criam um produto que tanto é atraente como desejável. Os promotores da pornografia sabem que são bem-sucedidos por dirigirem seu produto ao denominador comum mais vil da humanidade – a mente sexual depravada. Sem as restrições legais comuns das gerações anteriores, os produtores de pornografia estão agora livres para vender seus produtos quase sem restrição. Além disso, eles estruturam seus planos de marketing na suposição de que uma pessoa pode ser seduzida ao uso de pornografia e, assim, ser cativada a um padrão de dependência de imagens pornográficas e à necessidade de conteúdo sexual cada vez mais explícito como um meio para a estimulação sexual.

O fator decisivo é que, em sua pecaminosidade, os homens são atraídos à pornografia; e uma porcentagem assustadoramente ampla de homens desenvolve uma dependência de imagens pornográficas para sua estimulação sexual e para seu conceito de vida agradável, de realização sexual e de significado da vida. Pesquisas médicas têm documentado um fluxo crescente de endorfinas, hormônios que produzem o prazer no cérebro, quando as imagens sexuais são vistas. Devido à lei do efeito reduzido, estimulação maior é necessária para manter um fluxo constante de endorfina nos centros de prazer do cérebro. Sem consciência nítida do que está acontecendo, os homens estão sendo atraídos a um padrão cada vez mais profundo de pecado, de mais pornografia e de racionalização interminável. E tudo se iniciou quando os olhos começaram

A PORNOGRAFIA E A INTEGRIDADE DO CASAMENTO CRISTÃO
O desafio

sua leitura atenta da imagem pornográfica, e a estimulação sexual foi o seu resultado.

A era pós-moderna trouxe muitas coisas admiráveis, bem como mudanças morais inacreditáveis. Freqüentemente, o avanço tecnológico e a complexidade moral vêm de mãos dadas. Isso é mais evidente no caso do desenvolvimento da internet. Pela primeira vez na história da humanidade, um adolescente tem acesso, no seu quarto, a inúmeros websites pornográficos, que atendem a toda paixão, perversão e prazer sexual imaginável. O adolescente de hoje, se não estiver isolado em alguma ilha deserta, talvez saiba mais sobre sexo e suas complexidades do que seu pai sabia quando se casou. Além disso, o que muitas gerações sabiam apenas na imaginação – se, de fato, sabiam – agora está disponível aos olhos nos websites, tanto pagos como gratuitos. A internet trouxe a auto-estrada da pornografia a toda comunidade, com rampas de entrada nos computadores dos lares.

A pornografia representa um dos mais insidiosos ataques contra a santidade do casamento e da beleza do sexo no ambiente do relacionamento de "uma só carne". A celebração da devassidão, em vez da celebração da pureza, a exaltação do prazer físico acima de todas as outras considerações e a perversão da energia sexual por meio de uma inversão do "eu" – tudo isso corrompe a noção do casamento, leva a danos incalculáveis e subverte tanto o casamento como os laços matrimoniais.

Capítulo 5

A PORNOGRAFIA E A INTEGRIDADE DO CASAMENTO CRISTÃO

O chamado

A cosmovisão cristã tem de direcionar à instituição do casamento todas as considerações sobre a sexualidade. O casamento é o ambiente da atividade sexual. É apresentado nas Escrituras como o ambiente designado por Deus para a revelação da sua glória na terra, quando um homem e uma mulher se unem no relacionamento de "uma só carne", na aliança do casamento. Entendido e ordenado da maneira correta, o casamento é uma figura da própria aliança da fidelidade de Deus. O casamento deve manifestar a glória de Deus, revelar os seus dons às suas criaturas e proteger os seres humanos do desastre inevitável que ocorre quando as paixões sexuais são divorciadas de seu devido lugar.

A marginalização do casamento e a antipatia pública com a qual a maior parte da elite cultural aborda o assunto do casamento produzem um contexto em que os cristãos comprometidos com uma ética do matrimônio parecem terrivelmente fora de harmonia com a cultura. Enquanto a sociedade vê o casamento como um contrato particular que pode ser feito e desfeito à vontade, os cristãos têm de ver o casamento como uma aliança inviolável feita diante de Deus, uma aliança que estabelece realidades temporais e eternas.

Os cristãos não devem ficar embaraçados quando falam sobre sexo e sexualidade. Uma hesitação ou embaraço impróprios em tratar desses assuntos é uma forma de desrespeito à criação de Deus. Tudo que Deus fez é bom, e toda coisa boa feita por Deus tem um propósito intencional que, em última análise, revela a sua glória. Quando os cristãos conservadores reagem aos assuntos sexuais com ambivalência e embaraço, difamamos a bondade de Deus e ocultamos sua glória, que deve ser revelada no uso correto dos dons da criação.

Portanto, nossa primeira responsabilidade é mostrar a todas as pessoas o uso correto das boas dádivas de Deus e a legitimidade do sexo no casamento como aspectos vitais da intenção de Deus para o casamento desde o princípio. Muitos indivíduos – especialmente os rapazes – nutrem uma falsa expectativa quanto ao que o sexo representa no âmbito do relacionamento matrimonial. Visto que o impulso sexual masculino é amplamente dirigido ao prazer físico, os homens imaginam freqüentemente que as mulheres são iguais a eles. Embora o prazer físico seja uma parte essencial da experiência feminina do sexo, uma mulher não se focaliza no objetivo único do prazer físico, como acontece com o homem.

Um ponto de vista bíblico entende que Deus demonstra sua glória tanto nas similaridades como nas diferenças que caracterizam homens e mulheres. Criados igualmente à imagem e semelhança de Deus, homens e mulheres foram feitos um

A PORNOGRAFIA E A INTEGRIDADE DO CASAMENTO CRISTÃO
O chamado

para o outro. Os aspectos físicos dos corpos do homem e da mulher exigem a satisfação no outro. O impulso sexual tira o homem e a mulher de si mesmos e os move a um relacionamento de aliança que se consuma na união de "uma só carne". Por definição, o sexo no casamento não é apenas a realização da satisfação sexual por parte de duas pessoas que compartilham a mesma cama. Antes, é o ato mútuo de se darem que atinge prazeres tanto físicos como espirituais. O aspecto emocional do sexo não pode ser divorciado de sua dimensão física. Embora os homens sejam freqüentemente tentados a esquecer isso, as mulheres possuem meios mais ou menos gentis de tornar isso claro.

Considere o fato de que a mulher tem todo o direito de esperar que seu marido tenha de ganhar o acesso ao leito conjugal. Conforme o apóstolo disse, o marido e a mulher não possuem mais seus próprios corpos, mas agora um pertence ao outro (ver 1Co 7.4). Ao mesmo tempo, Paulo instruiu os maridos a amarem sua mulher como Cristo amou a igreja (ver Ef 5.25). Assim como as mulheres são ordenadas a se submeterem à autoridade de seu marido (v. 22), este é chamado a um padrão de amor mais elevado, semelhante ao de Cristo, e de dedicação para com sua mulher. Por isso, quando digo que um marido tem de ganhar o acesso ao leito conjugal, estou dizendo que um marido deve à sua mulher a confiança, a afeição e o apoio emocional que a levam a se dar livremente ao marido em um ato de sexo.

A sexualidade é um dom de Deus e foi planejada para tirarnos de nós mesmos e impelir-nos a buscar um cônjuge. Para os homens, isso significa que o casamento nos chama a deixar nosso interesse egoísta por prazer genital em favor da

DESEJO E ENGANO

plenitude do ato sexual no relacionamento conjugal. Expressando em termos mais diretos, creio que Deus tenciona que um homem seja disciplinado, direcionado e estimulado à fidelidade conjugal por meio do fato de que a sua mulher se dará livremente a ele, no ato sexual, quando ele se apresenta como digno da atenção e desejo dela.

Ser específico pode nos ajudar neste ponto. Acredito que a glória de Deus é vista no fato de que um homem casado, fiel à sua esposa, que a ama genuinamente, acordará de manhã motivado pelo desejo e anelo de tornar sua esposa orgulhosa, confiante e segura de sua dedicação a ela. Um esposo que espera realizar o ato sexual com sua esposa terá como alvo de sua vida fazer aquelas coisas que trarão orgulho legítimo ao coração da esposa, se dirigirá a ela com amor como o alicerce de seu relacionamento e se apresentará a ela como um homem que lhe dá orgulho e satisfação.

Considere esses dois quadros. O primeiro é o de um homem que se determina a um compromisso de pureza sexual e vive em integridade sexual com sua esposa. A fim de satisfazer as expectativas legítimas de sua esposa e de maximizar o prazer de ambos no leito conjugal, ele se mostra cuidadoso em viver, conversar, liderar e amar de tal modo que sua esposa acha sua satisfação em dar-se a si mesma em amor. O ato sexual se torna uma culminação de todo o relacionamento, e não um ato físico isolado que é meramente incidental ao amor de um para como ooutro. Eles não usam o sexo como um meio de manipulação, nem se focalizam vulgarmente no prazer pessoal egocêntrico; ambos se dão um ao outro em paixão imaculada e irrestrita. Nesse quadro, não há vergonha. Diante de Deus, esse homem pode estar confiante de que está cumprindo suas

44

responsabilidades como *marido* e *homem*. Está dirigindo sua sexualidade, seu impulso sexual e seu vigor físico ao relacionamento de "uma só carne" que é o paradigma perfeito da intenção de Deus na criação.

Por contraste, considere outro homem. Ele vive sozinho ou, pelo menos, em um contexto diferente do contexto de casamento puro. Seu impulso sexual direcionado por egoísmo e não por altruísmo se tornou um instrumento de luxúria e autosatisfação. A pornografia é a essência de seu interesse e estímulo sexual. Em vez de achar satisfação em uma esposa, ele vê fotos impuras para ser recompensado com estimulo sexual que surge sem responsabilidade, expectativa e necessidade legítima. Expostas diante dele, acham-se uma variedade aparentemente inumerável de mulheres nuas, imagens sexuais de carnalidade explícita e uma abundância de perversões que têm o propósito de seduzir a imaginação e corromper a alma. Esse homem não precisa se preocupar com sua aparência física, sua higiene pessoal ou seu caráter moral aos olhos de uma mulher. Sem essa estrutura e responsabilidade, ele está livre para obter seu prazer sexual, sem levar em conta seu rosto não barbeado, sua indolência, seu mau hálito, o odor de seu corpo ou sua aparência física. Ele não está sob nenhuma exigência de respeito pessoal, e não tem alguém para avaliar a seriedade e a dignidade de seu desejo sexual. Em vez disso, seus olhos vagueiam pelas imagens de rostos sem afeição, contemplando mulheres que não lhe fazem qualquer exigência, não se comunicam com ele e nunca lhe dizem não. Não há troca de respeito, troca de amor e nada mais do que o uso de uma mulher como objeto de sexo para o prazer sexual pervertido e individual desse homem.

DESEJO E ENGANO

Esses dois quadros de sexualidade masculina tencionam incutir propositadamente a lição de que cada homem tem de decidir quem ele será, a quem servirá e a quem amará. Em última análise, a decisão de um homem a respeito da pornografia é uma decisão a respeito de sua alma, de seu casamento, de sua vida e de seu Deus.

A pornografia é uma difamação da bondade da criação de Deus e uma corrupção desse ótimo dom que Deus outorgou às suas criaturas, motivado por seu amor altruísta. Abusar desse dom significa enfraquecer não somente a instituição do casamento, mas também a própria estrutura da civilização. Escolher a luxúria em lugar do amor é aviltar a humanidade e adorar a falsa divindade [da mitologia grega] Priapus, na mais descarada forma de idolatria moderna.

O uso deliberado da pornografia equivale ao convite voluntário de amantes ilícitos, objetos de sexo e conhecimento proibido ao coração, mente e alma do homem. O dano no coração do homem é incalculável, e o custo da infelicidade humana só será evidente no Dia do Juízo. Desde o momento em que cada homem atinge a puberdade até o dia em que morre, ele luta contra a luxúria. Sigamos o exemplo e a ordem bíblica de fazermos uma aliança com os olhos para não contemplarmos o pecado. Nesta sociedade, somos chamados a ser responsáveis uns pelos outros em meio a um mundo que vive como se nunca haverá de ser chamado a prestar contas.

Capítulo 6

A HOMOSSEXUALIDADE NA PERSPECTIVA TEOLÓGICA

As raízes do movimento

Em cada época, a igreja se depara com desafios culturais e éticos que provam tanto a convicção como o amor do corpo de Cristo. Desde a Segunda Guerra Mundial, os cristãos americanos têm lutado contra assuntos como racismo, guerras, aborto e sexualidade, em ondas sucessivas de confrontação moral. Em última análise, os assuntos da homossexualidade e do aborto talvez sejam os dois assuntos mais divisivos que os americanos já enfrentaram desde a Guerra Civil. O assunto da homossexualidade é atualmente a frente de combate mais intensa na chamada guerra cultural. Grupos de ativistas homossexuais estão pressionando por reconhecimento para os homossexuais e as lésbicas como uma classe à qual se deve oferecer proteções especiais pela legislação dos direitos civis; e a literatura direcionada a homossexuais é agora algo comum nas bibliotecas públicas – e mesmo em algumas escolas públicas. A erudição secular tem capitulado amplamente ao movimento homossexual, e programas de estudos homossexuais são agora um nicho crescente na cultura acadêmica. Além disso, os principais meios de comunicação retratam a

DESEJO E ENGANO

homossexualidade em uma luz positiva. Personagens notoriamente homossexuais, no horário nobre da televisão, são unidos por imagens homoeróticas em propagandas diversificadas. Ainda mais triste é o fato de que muitas das denominações históricas protestantes estão debatendo a homossexualidade com o foco no assunto da ordenação de homossexuais praticantes ao ministério.

Como isso chegou a acontecer? As origens do movimento homossexual como uma grande força cultural pode ser traçada aos tumultos ocorridos em Stonewall, em Manhattan, em 1969. Conhecido na comunidade homossexual como a Rebelião de Stonewall, o tumulto aconteceu quando a polícia de Nova Iorque invadiu um bar homossexual. Os donos fugiram pelos fundos, e o tumulto se tornou conhecido como o símbolo inaugural da liberação do movimento gay. Como noticiou o *Village Voice*, em 3 de julho de 1969: "O poder gay ergueu sua cabeça audaciosa e cuspiu uma história que a região jamais viu igual... Vejam só. A libertação está a caminho".

O resultado tem sido um esforço deliberado e estratégico para ganhar a legitimação da homossexualidade, promover temas homossexuais nos meios de comunicação e garantir aos homossexuais direitos especiais como uma classe protegida legalmente. Além disso, o movimento tem exercido pressão por alvos específicos, como a remoção de leis anti-sodomia, o reconhecimento do parceiro homossexual em nível de igualdade com o casamento heterossexual, a promulgação de leis antidiscriminatórias e a remoção de todas as barreiras aos homossexuais no serviço militar, na erudição, nos negócios e nas igrejas.

A fim de atingir esses alvos, o movimento homossexual se organizou como um movimento de libertação, baseado

A HOMOSSEXUALIDADE NA PERSPECTIVA TEOLÓGICA
As raízes do movimento

numa ideologia de libertação que tem suas raízes em filosofias marxistas. Assim, a intenção tem sido a de se identificar com outros movimentos de libertação, incluindo o movimento dos direitos civis e a agenda feminista. Mas o alvo não é apenas a legitimação da atividade homossexual ou mesmo o reconhecimento de relacionamentos homossexuais. Antes, o alvo é a criação de uma cultura homossexual pública como parte das correntes de pensamento prevalecentes entre os americanos. Esse movimento é um desafio ousado a todos os setores da sociedade americana. Tornou-se o propulsor de uma revolução social que influenciará ou transformará cada instituição da vida americana, desde a família e instituições intermediárias até o Estado. Além disso, uma perspectiva evangélica tem de reconhecer que essa revolução é um ataque aos fundamentos de gênero, família, sexualidade e moralidade – os quais são, todos, assuntos centrais na cosmovisão cristã fundamentada na Palavra de Deus, revelada nas Escrituras. Portanto, esse é um desafio que os evangélicos não podem deixar de enfrentar com graça e honestidade.

O movimento homossexual não surgiu de um vácuo. De fato, o desafio emergiu no contexto da grande mudança cultural que transformou as sociedades ocidentais durante o século XX. O conceito de uma mudança cultural atrai a atenção ao padrão de mudanças fundamentais que têm moldado cada nível da vida social e cultural. Uma mudança cultural é nada mais que uma reordenação fundamental da sociedade em termos de cultura, ideologias, cosmovisões, moralidade e padrões de conhecimento.

A mudança cultural da modernidade para a pós-modernidade afetou todas as "comunidades de significado", usando uma categoria favorecida pelos sociólogos. Do ponto de vista cristão, a categoria mais importante é a verdade, e a mudança cultural reordenou radicalmente a maneira como as pessoas vêem o assunto da verdade. A segunda metade do século XX provou que a ala esquerda do iluminismo obteve a vitória. Embora muitos dos pré-iluministas entendessem que a verdade era uma realidade objetiva à qual deviam se submeter quando ela é conhecida, os americanos modernos vêem a verdade como um bem particular que deve ser moldado, aceitado ou rejeitado de acordo com as preferências e gostos pessoais. De fato, a maioria dos americanos adultos rejeita a própria noção de verdade absoluta.

Todas as questões de fé e moralidade são consideradas pela maioria dos americanos como questões de mera preferência pessoal. Toda a verdade é interior e particular. Essa adoção do individualismo puro ressalta a presente confusão cultural. A mudança sucessiva e progressiva concernente ao lugar da verdade e da autoridade, a mudança de uma cosmovisão cristã a respeito do Estado para o indivíduo isolado, deixa os americanos desarmados para um discurso moral autêntico. E tudo que resta é subjetividade absoluta e os inevitáveis conflitos de poder que ocorrem quando ideologias e programas políticos se chocam em praça pública.

Evidentemente, muitos dos que se consideram cristãos têm sucumbido à sedução das cosmovisões relativistas. Mas os cristãos verdadeiros têm de encarar com firmeza a verdade de que a fé uma vez por todas entregue aos santos é fundamentalmente incompatível com a rejeição da verdade absoluta. O próprio evangelho é uma afirmação direta de uma verdade absoluta e universal, e a Bíblia (que é incompreensível à parte de sua rei-

A HOMOSSEXUALIDADE NA PERSPECTIVA TEOLÓGICA
As raízes do movimento

vindicação de ser a verdade absoluta revelada por Deus mesmo) faz uma alegação da verdade que se aplica a todas as pessoas, em todos os lugares, em todos os tempos. Se não há uma verdade absoluta, não há fé cristã nem salvação por meio de Jesus Cristo, que fez uma afirmação absoluta e universal quando disse: "Eu sou o caminho, e a verdade, e a vida" (Jo 14.6). Por isso, vemos a guerra cultural que agora caracteriza a república americana. As questões ligadas a sexualidade e aborto — e toda a controvérsia quanto ao politicamente correto — são apenas frentes e linhas de batalha na guerra cultural. Os cristãos precisam estar armados para esse conflito, e isso será possível somente por meio de uma redescoberta da fé bíblica e de coragem resoluta.

Uma das mudanças mais formativas na consciência pública da nação é a redução da argumentação moral quanto àquilo que a professora Mary Ann Glendon, da faculdade de Direito de Harvard, chama de "discurso sobre direitos". Todos os debates morais a respeito de divórcio, sexo, aborto ou tabagismo são agora reduzidos a debates sobre os direitos do indivíduo, escondidos sob uma linguagem do "direito de escolher", "direito de preferência sexual" ou "direito à integridade ou à personalidade". Nossa imaginação moral coletiva mudou das questões de certo e errado para conflitos sobre meus direitos, seus direitos, direitos deles.

Isso nos mostra os efeitos corrosivos dos ácidos da modernidade. Um dos aspectos mais importantes dessa corrosão é o processo de secularização, que tem removido da arena pública todas as afirmações da verdade cristã, incluindo, em especial, aquelas que estão relacionadas à moralidade. Além do impacto na arena pública, temos de admitir também o impacto na

DESEJO E ENGANO

secularização da igreja. A secularização não é algo que apenas "aconteceu" à igreja. De maneira concreta, a igreja auxiliou e favoreceu esse processo ao negar a verdade cristã e suas afirmações quanto a todas as dimensões da vida. O surgimento e o sucesso estratégico do homossexualismo se tornaram possível somente por causa do declínio radical da cosmovisão cristã na cultura ocidental. O evangelho cristão faz afirmações abrangentes que dizem respeito a todas as áreas de nossa vida e pensamento. A verdade bíblica deve ser aplicada a todas as áreas da vida e a todas as questões de importância pessoal e comunitária. No entanto, o relativismo moral e o discurso sobre direito tem preenchido o vácuo deixado pelo recuo da cosmovisão cristã.

Capítulo 7

A HOMOSSEXUALIDADE NA PERSPECTIVA TEOLÓGICA

A hermenêutica da legitimação

O assunto da homossexualidade é um assunto teológico de "primeira ordem", conforme ele se apresenta no debate cultural contemporâneo. Verdades fundamentais à fé cristã estão em jogo nesta confrontação. Essas verdades abrangem desde as questões mais básicas do teísmo até a autoridade bíblica, a natureza do ser humano, os propósitos e as prerrogativas de Deus na criação, o pecado, a salvação, a santificação e, por extensão, todos os temas da teologia evangélica. Falando com franqueza, se as reivindicações apresentadas pelo movimento homossexual são verdadeiras, todo o sistema da fé cristã é comprometido, e algumas verdades essenciais cairão.

Para que isso não seja visto como uma afirmação exagerada, considere a questão da autoridade e da inspiração bíblica. Se as afirmações dos exegetas revisionistas são válidas, as próprias noções de inspiração verbal e inerrância bíblica são invalidas. O desafio, porém, é muito mais profundo, pois, se, conforme reivindicam os intérpretes revisionistas, as Escrituras Sagradas podem estar tão erradas e mal direcionada neste assunto (sobre

DESEJO E ENGANO

o qual ela fala sem qualquer ambigüidade), o paradigma evangélico da autoridade bíblica não pode permanecer.

Como ocorre em todas as campanhas dirigidas contra a igreja, o movimento homossexual se apresenta com uma hermenêutica bem definida. De fato, as cruzadas político--ideológicas que aspiram por influência na igreja têm de desenvolver e articular o que eu chamarei de *hermenêutica da legitimação*, cujo propósito é prover, pelo menos, alguma aparência de aprovação bíblica. Assim, a interpretação bíblica se torna um território contestado entre cosmovisões rivais.

O movimento homossexual tem empregado uma bem documentada hermenêutica de suspeita dos textos bíblicos que abordam a homossexualidade. Os seus esforços têm almejado provar que as ações condenadas em passagens bíblicas (especialmente Gênesis 19, Levítico 18.22 e Levítico 20.13) não se referem a atos homossexuais praticados consensualmente, e sim ao estupro homossexual e a prostituição. Quando esse esforço é confrontado com a realidade, eles sugerem que, embora tais passagens se refiram a atos homossexuais, revelam uma tendência patriarcal e opressiva que tem de ser rejeitada pela igreja contemporânea. Além disso, eles argumentam comumente que Paulo não conhecia a realidade da orientação homossexual, e, por isso, Romanos 1.26-27 deve ser entendido como uma referência a atos homossexuais por parte de pessoas heterossexuais.

O resultado dessa hermenêutica de legitimação tem gerado confusão na igreja. Essa hermenêutica tem se tornado o padrão e a perspectiva politicamente correta admitida em muitos setores do mundo acadêmico. Também é bastante prevalecente entre membros das principais denominações

A HOMOSSEXUALIDADE NA PERSPECTIVA TEOLÓGICA
A hermenêutica da legitimação

protestantes. Infelizmente, alguns evangélicos têm sido iludidos por essa hermenêutica.

Uma tentativa inicial de reinterpretar a opinião da igreja quanto à homossexualidade foi empreendida por D. Sherwin Bailey, em seu livro *Homosexuality and the Western Christian Tradition* [A homossexualidade e a tradição cristã ocidental].[4] No entanto, a obra mais influente sobre o tema surgiu 25 anos depois, na publicação de *Christianity, Social Tolerance, and Homosexuality* [Cristianismo, tolerância social e homossexualidade],[5] escrito por John Boswell, professor de História na Universidade de Yale. Propostas semelhantes têm surgido de pessoas como John J. McNeill, um ex-jesuíta expulso de sua ordem por causa de suas opiniões sobre homossexualidade. A contribuição recente mais importante a esse debate é o livro de L. William Countryman, *Dirt, Sex, and Greed* [Impureza, sexo e cobiça].[6]

A hermenêutica revisionista, conforme aplicada a Romanos 1.26-27, tem sido empregada para argumentar que o texto significa algo diferente da interpretação tradicional da igreja. Empregando subterfúgios, circunlóquios e distorções, o significado do texto é revisado de modo a negar sua condenação sobre a homossexualidade.

A questão crítica usada pelos revisionistas como um artifício hermenêutico é o conceito de orientação sexual. A "descoberta"

---

4 Derrick S. Bailey, *Homosexuality and the western Christian tradition* (London: Longmans, Green and Co., 1955).

5 John Boswell, *Christianity, social tolerance, and homosexuality*: gay people in Western Europe from the beginning of the Christian era to the fourteen century (Chicago: University of Chicago Press, 1980).

6 L. William Countryman, *Dirt, sex, and greed*: sexual ethics in the New Testament and their implication for today, ed. rev. (Minneapolis: Fortress, 2007).

DESEJO E ENGANO

moderna da orientação sexual é usada para negar as afirmações da verdade feitas com clareza no texto bíblico. Por exemplo, no que diz respeito ao texto de Romanos, Janet Fishburn, da Drew University Theological School, argumenta: "Alguns eruditos bíblicos ressaltam que esta passagem pode se referir a atos homossexuais de pessoas heterossexuais, porque os escritores da Bíblia não faziam distinção entre orientação sexual e atos sexuais de pessoas do mesmo gênero. Se essa distinção for aceita, a condenação da homossexualidade em Romanos não se aplica a atos sexuais de pessoas homossexuais".[7] De modo semelhante, Victor Paul Furnish, professor de Novo Testamento, argumenta que, devido ao fato de que Paulo não tinha conhecimento do conceito moderno de orientação homossexual, sua condenação da homossexualidade tem de ser rejeitada. "Não somente os termos, mas também os conceitos de 'homossexual' e 'homossexualidade' eram desconhecidos nos dias de Paulo. Esses termos, como 'homossexual', 'heterossexualidade', 'bissexual' e 'bissexualidade', pressupõem um entendimento da sexualidade humana que se tornou possível somente com o advento da psicologia e da análise sociológica modernas. Os escritores antigos estavam agindo sem a menor ideia do que aprendemos a chamar de 'orientação sexual'".[8]

O ponto a que alguns estão dispostos a chegar em um esforço para distorcer o texto bíblico se torna evidente em Countryman. Novamente, a questão é o conceito da orientação sexual. "A orientação homossexual tem sido reconhecida crescentemente, em nossa época, como um dom da sexuali-

---

7 Janet Fishburn, *Confronting the idolatry of family*: a new vision for the household of God (Nashville: Abingdon, 1991).

8 Victor P. Furnish, *The moral teachings of Paul*: selected issues (Nashville: Abingdon, 1991), 85.

A HOMOSSEXUALIDADE NA PERSPECTIVA TEOLÓGICA
A hermenêutica da legitimação

dade humana. Enquanto a maioria das pessoas sinta alguma atração sexual por indivíduos tanto do mesmo como do sexo oposto, e, na maioria desses casos, a atração pelo sexo oposto predomine, há uma minoria considerável de pessoas para as quais a atração sexual por pessoas do mesmo sexo é um fator decisivo e formativo de sua vida sexual... Negar a toda uma classe de seres humanos o direito de seguir, pacificamente e sem ferir os outros, o tipo de sexualidade que corresponde à sua natureza é uma perversão do evangelho."

Essas afirmações mostram a abordagem geral assumida pelos eruditos revisionistas e o escopo sempre crescente do alcance revisionista. A hermenêutica da legitimação tem sido surpreendentemente eficaz em formar uma cultura que aceita o comportamento homossexual e nega a autoridade das afirmações bíblicas claras e obrigatórias. Contudo, essa tendência não se limita aos principais segmentos do protestantismo e ao catolicismo romano liberal. Alguns dos que reivindicam identidade evangélica também compartilham da mesma metodologia e conclusões revisionistas. Em um artigo publicado no jornal evangélico *TSF Bulletin*, Kathleen E. Corley e Karen J. Torjesen argumentam: "Parece que, nos escritos de Paulo, os assuntos concernentes à sexualidade estão teologicamente relacionados à hierarquia. Portanto, os assuntos do feminismo bíblico e do lesbianismo estão irrefutavelmente entrelaçados... Em última análise, parece que, se a igreja tem de lidar com as questões da sexualidade, precisa também lidar com a hierarquia. Precisamos encarar a possibilidade de que nossos conflitos sobre o uso apropriado da sexualidade humana talvez sejam conflitos arraigados em uma necessidade de legitimar a estrutura social tradicional que atribui aos homens

DESEJO E ENGANO

e às mulheres posições específicas e desiguais. Será que a afirmação contínua da primazia do casamento heterossexual não é também uma afirmação da necessidade de os sexos permanecerem em relacionamentos hierarquicamente estruturados? A ameaça ao casamento é, de fato, uma ameaça a hierarquia? É isso que torna as relações de pessoas do mesmo sexo tão ameaçadoras, tão alarmantes?"[9]

Os argumentos apelam aos conceitos terapêuticos modernos como a hipotética "orientação sexual" e usam esses valores para trazer a juízo o significado do texto bíblico. A essência dos argumentos revisionistas complexos se resume nisto: ou os textos bíblicos não condenam a homossexualidade, porque foram entendidos erroneamente por uma igreja heterossexista, patriarcal e opressiva, a fim de negar aos homossexuais os seus direitos; ou os textos bíblicos condenam realmente a homossexualidade, mas são opressivos, heterossexistas e patriarcais em si mesmos e, por isso, têm de ser rejeitados ou reinterpretados radicalmente para remover o escândalo da opressão.

A esta altura, o que tem de ficar bem claro é o fato de que estas metodologias revisionistas e hermenêuticas de legitimação negam à Escritura Sagrada o status de verdade. As passagens não são apenas reinterpretadas apesar da luz evidente da exegese histórico-gramatical; são também subvertidas e negadas por implicação e ataque direto. Poucos revisionistas são tão diretos em seus ataques como William M. Kent, um membro da Comissão Metodista Unida para o Estudo da Homossexualidade. Kent afirmou que "os textos bíblicos no Antigo e Novo Testamento que condenam a prática homossexual não

---

9 Kathleen E. Corley e Karen J. Torjesen, "Sexuality, hierarchy, and evangelicalism". *Theological Students Fellowship Bulletim* (March-April 1987), 10:23-27.

A HOMOSSEXUALIDADE NA PERSPECTIVA TEOLÓGICA
A hermenêutica da legitimação

são inspirados por Deus nem de valor cristão permanente. Considerada à luz do melhor conhecimento bíblico, teológico, científico e social, a condenação da prática homossexual é mais bem entendida como representando um preconceito cultural limitado a tempo e lugar".[10]

Mas Kent não está sozinho. Robin Scroggs, do Theological Union Seminary, expressa nitidamente sua posição: "Com muita clareza... não posso aceitar com consciência a opinião que transforma as exortações bíblicas em verdades éticas eternas, independentes do contexto cultural e histórico".[11] Admiravelmente, Gary David Comstock, capelão protestante na Wesleyan University, argumenta: "Não reconhecer, criticar e condenar a atitude de Paulo em equiparar a impiedade com a homossexualidade é perigoso. Permanecer em nossas respectivas tradições cristãs e não confrontar as passagens que nos degradam e destroem é contribuir para nossa própria opressão... Essas passagens serão usadas e apresentadas contra nós, vez após vez, até que os cristãos exijam sua remoção do cânon bíblico ou, pelo menos, desacreditem formalmente sua autoridade para ordenar o comportamento".[12]

Os evangélicos têm de expor a natureza desse ataque contra a integridade e a autoridade do texto bíblico. O cristianismo se mantém de pé ou cai em harmonia com a validade e a integridade da afirmação das Escrituras Sagradas como revelação de Deus. Este desafio tem de ser enfrentado de maneira direta e pública, e os evangélicos têm de denunciar o engodo exegético

---

10 "Report to Committee to Study Homosexuality to the General Council on Ministries of the United Methodist Church", August 24, 1991.

11 Robin Scroggs, *The New Testament and homosexuality* (Philadelphia: Fortress, 1983), 123.

12 Gary D. Comstock, *Gay theology without apology* (Cleveland: Pilgrim Press, 1993), 43.

DESEJO E ENGANO

apresentado pelos revisionistas. O ataque fundamental tem de ser abordado. A igreja confessante não pode ser intimidada, coagida ou comprometida pelos revisionistas.

Como afirmou Elizabeth Achtemeier: "O ensino mais evidente das Escrituras é que Deus planejou que o intercurso sexual seja limitado ao relacionamento conjugal de um homem e uma mulher".[13] Um lembrete claro do que está em jogo vem, sugestivamente, de Robin Lane Fox, uma historiadora secular: "Quanto à homossexualidade, Paulo e os outros apóstolos concordavam com o ponto de vista judaico de que a homossexualidade era um pecado mortal que provocava a ira de Deus. Causou terremotos e desastres naturais, que foram evidentes no destino de Sodoma. A ausência do ensino evangélico sobre o assunto não equivale à aprovação tácita. Todos os cristãos ortodoxos sabiam que os homossexuais iam para o Inferno, até que uma minoria moderna tentou fazer os cristãos esquecerem isso".[14]

É claro que "todos os cristãos ortodoxos" também sabiam que todos os pecadores que não se arrependem e não são redimidos irão para o inferno, e os homossexuais não arrependidos eram parte de um grupo muito maior. Contudo, somente nos tempos modernos os revisionistas têm se esforçado para sugerir que a Bíblia não é clara no assunto da homossexualidade e que a igreja tem de abandonar seu entendimento tradicional – e exegeticamente inescapável – dos textos bíblicos relevantes. A "minoria moderna" identificada por Fox tem sido, apesar disso, admiravelmente bem-sucedida em confundir a igreja.

---

13 Mark O'Keefe, "Gays and the Bible". *The Virginian-Pilot* (Norfolk, VA), February 14, 1993.
14 Robin L. Fox, *Pagans and Christians* (New York: Alfred A. Knopf, 1987), 352.

Capítulo 8

A HOMOSSEXUALIDADE NA PERSPECTIVA TEOLÓGICA

Uma cosmovisão bíblica

Poucos conceitos modernos têm sido tão influentes como o conceito psicológico da orientação sexual. Esta ideia está agora firmemente enraizada na consciência popular, e muitos consideram-na totalmente fundamentada em pesquisa científica confiável. O conceito de orientação sexual foi uma intenção bem-sucedida ao redefinir o debate sobre a homossexualidade, movendo-o dos atos sexuais com pessoas do mesmo sexo para a identidade sexual – ou seja, do que os homossexuais *fazem* para o que eles realmente *são*.

No entanto, esse conceito é um desenvolvimento recente. De fato, na década passada, o conceito mais comum empregado pelo movimento homossexual era *preferência sexual*. A razão para a mudança é evidente. O uso do temo *preferência* implicava uma escolha voluntária. A classificação clínica de *orientação* era mais útil nos debates públicos.

A própria noção de homossexualismo como uma categoria de pessoas constituídas de identidade sexual é uma invenção recente. Os revisionistas bíblicos citados no capítulo anterior

DESEJO E ENGANO

estavam certos quando afirmaram que o apóstolo Paulo não sabia nada a respeito de classificação da orientação sexual. Esse conceito está arraigado nos esforços do final do século XIX para aplicar uma classificação psicológica ao comportamento sexual. Como escreveu Marjorie Rosenberg: "Desde a antigüidade até provavelmente um século atrás, admitia-se que a escolha governava o comportamento sexual. Mas no final do século XIX, tendo a florescente ciência médica como uma espécie de parteira, nasceu um novo tipo de criatura – 'o homossexual' – e toda a sua identidade se baseava em sua preferência sexual".[15]

O argumento era que os homossexuais existem como uma classe ou categoria especial – um "terceiro sexo", juntamente com os homens e as mulheres heterossexuais. Como observou Maggie Gallagher: "Nem sempre fomos tão deploravelmente dependentes do próprio ato sexual. Dois séculos atrás não existia a homossexualidade. Havia a sodomia, é claro, a fornicação, o adultério e outros pecados sexuais, mas nenhum desses atos proibidos alteravam fundamentalmente o panorama sexual. Um homem que praticava sodomia perdia a sua alma, mas não perdia o seu gênero. Não se tornava um homossexual, um terceiro sexo. Isso foi uma invenção da imaginação do século XIX".[16]

As noções de *identidade* sexual, posteriormente, de *preferência* sexual e, agora, de *orientação* sexual têm moldado amplamente o debate cultural. De fato, essa foi a cunha ideológica usada para forçar a Associação Americana de Psiquiatria a remover a homossexualidade do *Diagnostic and*

---

15 Marjorie Rosenberg, "Inventing the homosexual", *Commentary* (December 1987).

16 Maggie Gallagher, *Enemies of Eros: how the sexual revolution is killing family, marriage, and sex and what we can do about it* (Chicago: Bonus Books, 1989), 256-257.

A HOMOSSEXUALIDADE NA PERSPECTIVA TEOLÓGICA
Uma cosmovisão bíblica

Statistical Manual of Mental Disorders [Manual diagnóstico e estatístico de desordens mentais], em 1973. Assim, o conceito politicamente útil de orientação é um troféu para o "triunfo da terapêutica"; e tem visto argumentos psicológicos conquistarem a consciência popular.

Os evangélicos não devem permitir que essa categorização molde o debate. Não podemos permitir que pessoas sejam reduzidas a qualquer "orientação" sexual como a característica definidora de sua identidade. Se a ideia de orientação está fundamentada na realidade, qual é a sua causa? Destino biológico? Fatores genéticos? Influência dos pais? Fatores ambientais?

Nenhum dado científico preciso existe para provar qualquer desses fatores – ou uma combinação deles – como a fonte da orientação homossexual. É importante observar que a hipótese precedeu qualquer prova científica e, apesar disso, tem sido aceita quase como auto-evidente. Os evangélicos têm de rejeitar essa categorização como um conceito terapêutico empregado para fins ideológicos e políticos.

Embora não seja necessário aos evangélicos resistirem a toda pesquisa científica, a ciência é freqüentemente escravizada a agendas ideológicas, conforme é evidente em afirmações recentes de cientistas no sentido de haverem estabelecido uma base genética para a homossexualidade. Os evangélicos tendem a reagir exageradamente a essas notícias: alguns deles aceitam as afirmações com base na aparência, enquanto outros fogem amedrontados, como se a ciência pudesse, por meio da pesquisa genética, destruir a estrutura moral. Nenhuma dessas atitudes é apropriada. Os evangélicos devem olhar criticamente essas pesquisas e considerar, com atenção, suas afirmações não-provadas.

DESEJO E ENGANO

Temos de evitar a reação exagerada que transmite a ideia de que essas pesquisas – mesmo se ratificadas com a aprovação de todos – subvertem o mandamento de Deus. O entendimento cristão referente à moralidade sexual não se fundamenta em bases científicas e não está aberta à interrogação e à investigação científica. Os cientistas não conseguirão descobrir qualquer coisa que questione a autoridade dos mandamentos de Deus.

Uma base genética – provavelmente no extremo – não possuiria, ainda que objetivamente estabelecida, grande significado teológico. Um vínculo genético pode ser estabelecido para qualquer número de comportamentos e padrões de conduta, mas isso não diminui a importância moral desses atos nem a responsabilidade do indivíduo. Afinal de contas, vínculos genéticos têm sido afirmados para tudo, desde diabetes e alcoolismo até as preferências ao se assistir televisão.

Também temos de ser cuidadosos em afirmar que, embora rejeitemos o conceito de orientação sexual como uma categorização de identidade, não estamos negando existirem algumas pessoas que descobrem ser sexualmente atraídas por outras do mesmo sexo. Vistoque nossa sexualidade é uma parte importante de nossa vida, somos naturalmente tentados a pensar que nosso perfil de atração sexual é central à nossa identidade. Mas a nossa identidade não se constitui apenas de sexualidade. Somos primeiramente seres humanos criados à imagem de Deus. Em segundo lugar, somos pecadores cujo estado de queda se demonstra em cada aspecto de nossa vida – incluindo a sexualidade.

Cada ser humano que atinge a puberdade tem de lidar com algum tipo de tentação sexual. Para alguns, o tipo de tenta-

A HOMOSSEXUALIDADE NA PERSPECTIVA TEOLÓGICA
Uma cosmovisão bíblica

ção é homossexual; para outros, é heterossexual. A questão mais importante em ambas as tentações é o que Deus ordena a respeito de nossa administração da sexualidade e do dom do sexo. Os evangélicos têm de rejeitar o conceito terapêutico e, ao mesmo tempo, recomendar o modelo bíblico. Creio que a falta de um modelo de bíblico maduro para o entendimento da homossexualidade tem diminuído nossa habilidade de sustentar um argumento moral consistente em uma cultura antagônica.

Temos de continuar a dar testemunho fiel das exortações bíblicas claras a respeito de atos homossexuais, afirmando que esses atos são inerentemente pecaminosos e uma abominação diante do Senhor. Todavia, a abordagem evangélica tem de ser mais abrangente, porque a Bíblia é em si mesma mais abrangente em sua abordagem. As Escrituras não se reportam apenas aos atos homossexuais; elas transmitem o desígnio de Deus para toda a sexualidade humana e, assim, provêem um fundamento para compreendermos as implicações da homossexualidade para a família, a sociedade e a igreja.

Em primeiro, conforme Romanos 1 deixa absolutamente claro, a homossexualidade é um ato de incredulidade. Paulo afirmou que a ira de Deus se revela do céu contra todos "que detêm a verdade pela injustiça" (v.18). Deus capacitou toda a humanidade com o conhecimento do Criador, e todos são inescusáveis. Paulo disse mais: "Pois eles mudaram a verdade de Deus em mentira, adorando e servindo a criatura em lugar do Criador, o qual é bendito eternamente. Amém! Por causa disso, os entregou Deus a paixões infames; porque até as mulheres mudaram o modo natural de suas relações íntimas por outro, contrário à natureza; semelhantemente, os homens

DESEJO E ENGANO

também, deixando o contato natural da mulher, se inflamaram mutuamente em sua sensualidade, cometendo torpeza, homens com homens, e recebendo, em si mesmos, a merecida punição do seu erro" (vv. 25-27).

O contexto mais amplo da rejeição de Paulo quanto à homossexualidade é claro: a homossexualidade é um sinal impressionante de rebelião contra a intenção soberana de Deus na criação e uma perversão grosseira do plano bom e perfeito de Deus para sua ordem criada. Aqueles para os quais Paulo escrevera haviam adorado a criatura ao invés do Criador. Por isso, homens e mulheres tinham abandonado a intenção de Deus de complementaridade natural para o casamento heterossexual, voltando-se a pessoas do mesmo sexo, com um desejo ardente que, em si mesmo, era degradante e desonroso. A progressão lógica de Romanos 1 é inegável. Paulo mudou imediatamente de uma descrição de rebelião contra Deus para uma identificação da homossexualidade – entre homens e mulheres —, como o primeiro e o mais evidente sinal de uma sociedade sobre a qual Deus volvera seu julgamento.

Para entendermos essa realidade numa perspectiva teológica é essencial o reconhecimento de que a homossexualidade é um ataque à integridade da criação e da intenção de Deus ao criar os seres humanos em dois gêneros distintos e complementares. Neste ponto, a igreja segue na direção contrária ao espírito desta época. Suscitar o assunto dos gêneros é ofender aqueles que desejam erradicar qualquer distinção de gênero, ao argumentarem que estes são apenas "realidades sociais construídas", vestígios de um passado patriarcal.

As Escrituras não permitem essa tentativa de negar as estruturas da criação. Romanos 1 tem de ser entendido à luz

A HOMOSSEXUALIDADE NA PERSPECTIVA TEOLÓGICA
Uma cosmovisão bíblica

de Gênesis 1 e 2. Como Gênesis 1.27 deixa evidente, Deus tencionou, desde o princípio, criar os seres humanos em dois gêneros – "homem e mulher os criou". Ambos foram criados à imagem de Deus. Eles eram distintos, mas, inseparavelmente, ligados pelo desígnio de Deus. Os gêneros eram diferentes, e a distinção transcendia a mera diferença física, mas o homem reconheceu a mulher como "osso dos meus ossos e carne da minha carne" (Gn 2.23). A passagem não pára na criação da mulher. Pelo contrário, a intenção criadora de Deus é revelada no unir o homem e a mulher. Esse laço entre homem e mulher era o casamento. Logo depois da criação do homem e da mulher, lemos estas palavras instrutivas: "Por isso, deixa o homem pai e mãe e se une à sua mulher, tornando-se os dois uma só carne. Ora, um e outro, o homem e sua mulher, estavam nus e não se envergonhavam" (vv. 24-25). Esta afirmação bíblica, que nenhuma exegese revisionista pode desconstruir, coloca o casamento e as relações sexuais dentro do ato e desígnio criador de Deus.

Poucos teólogos têm dado a essa questão crítica a devida atenção. De fato, em toda a história da igreja, esse padrão foi visto como axiomático e inquestionável. Somente na época moderna, quando os experimentos sociais e os movimentos radicais de protesto procuraram desencadear uma rejeição em ampla escala deste padrão, a questão veio à luz. Interessantemente, foi Karl Barth quem abordou com mais seriedade esse padrão bíblico de complementaridade de gênero. Escrevendo em 1928, ele afirmou: "O que realmente sabemos sobre macho e fêmea, senão que o macho não poderia ser um homem sem a fêmea, nem a fêmea ser uma mulher sem o macho, que o macho não pode pertencer a si mesmo, sem pertencer à fêmea, e vice-versa?" Em outras palavras, macho e fêmea só têm significado quando relacionados um com o outro. Barth se referiu a Gênesis 2.25 e sugeriu que o homem e a mulher viram um ao outro sem roupas e não se envergonharam, "porque a masculinidade do macho e a feminilidade da fêmea se tornam um objeto de vergonha... somente quando o macho e a fêmea em sua masculinidade e feminilidade procuram pertencer a si mesmos e não um ao outro".

Horrivelmente confusos, os sexos se voltam para si mesmos, buscando um "ideal de masculinidade livre da mulher e de feminilidade livre do homem", afirmou Barth. Esse falso ideal, que é uma rejeição do Criador e de sua ordem, culmina no "desejo emocional corrupto e, finalmente, físico em que – numa união que não é nem pode ser genuína – o homem acha que tem de buscar e pode achar num homem, e a mulher, numa mulher, um substituto para o companheiro desprezado".

Barth, escrevendo nas primeiras décadas do século XX, viu o surgimento do desafio. Sua resposta permanece profética, mas não foi concluída. Carl F. H. Henry, talvez o personagem mais importante no desenvolvimento de uma teologia evangélica na segunda metade do século passado, rejeitou corretamente a teorização extrabíblica e "exegese fantasiosa" de Barth acerca da relação entre as questões sexuais e a imagem de Deus. Apesar disso, Henry concordava com Barth neste ponto essencial: "A pluralidade da existência humana não é opcional; o homem não pode ser apropriadamente homem sem se falar sobre macho e fêmea".[17]

---

17 Carl F. H. Henry, *God, Revelation, and Authority*, vol. 6 (Wheaton, IL: Crossway, 1999), 242.

A HOMOSSEXUALIDADE NA PERSPECTIVA TEOLÓGICA
Uma cosmovisão bíblica

A revolta contra essa ordem estabelecida por Deus é um dos mais importantes desenvolvimentos do século XX e se revela como uma das questões mais definidoras da revolução cultural. Os evangélicos têm de expor esse ataque contra a criação, fazendo isso de um modo que esteja inextricavelmente unido a fundamentos bíblicos e não a pressuposições culturais, embora essas pareçam bastante satisfatórias à sociedade secular.

Capítulo 9

A HOMOSSEXUALIDADE NA PERSPECTIVA TEOLÓGICA

Respondendo ao desafio

Como os evangélicos responderão ao desafio do movimento homossexual? E como a igreja evangélica reagirá para com aquelas pessoas que lutam com a homossexualidade? Essas são questões críticas que, uma vez respondidas, indicam a direção mais ampla do movimento evangélico.

Primeiramente, os evangélicos têm de estabelecer seu entendimento da homossexualidade com base nas Escrituras e confiar nas afirmações absolutas da autoridade bíblica. A Bíblia não é ambígua quanto ao assunto da homossexualidade, e somente um repúdio da verdade bíblica pode permitir que os evangélicos se unam aos revisionistas morais. Nossa única autoridade para abordarmos esse assunto é a autoridade de Deus revelada nas Escrituras Sagradas. Podemos falar somente porque confiamos que o único Deus e Senhor soberano revelou-se a Si mesmo e a sua vontade nas Escrituras inerrantes que possuem autoridade plena.

Com base nessa revelação, não podemos deixar de falar e confrontar o espírito desta época. Além disso, nós o fazemos

DESEJO E ENGANO

na confiança de que a verdade cristã, na encarnação do Filho
e na revelação de Deus na Escritura, é superior a qualquer outra base de autoridade. Os cristãos não devem se esquivar nem
suscitar objeções insignificantes em face do secularismo e suas
manifestações ideológicas. Temos de desconstruir os descons-
trucionistas, voltar sobre os revisionistas a hermenêutica de
suspeita e dar um testemunho puro do evangelho e da cosmovisão cristã. Portanto, falamos sobre a homossexualidade porque
temos como base a verdade revelada por Deus. Nossas próprias
ideias e conceitos sobre a homossexualidade não possuem autoridade. Nosso dever é entender a mente e a intenção de Deus.

Nesta altura, temos de mencionar outra tentação evangélica.
Um número crescente de evangélicos está mudando o debate
sobre a homossexualidade por tentarem fundamentar seus argumentos na lei natural. O motivo deles é claro. A suposição é
que o raciocínio da lei natural terá uma influência maior e mais
ampla do que os argumentos baseados na revelação divina. O
problema tem de ser admitido. Explicitamente, os argumentos
teológicos são declarados fora dos limites do discurso político
e cultural. A cultura predominante dos meios de comunicação
e os processos legislativos parecem impenetráveis ao discurso
moral alicerçado na cosmovisão cristã. Talvez, conforme alguns
argumentam, a lei natural ofereça um caminho intermediário,
uma *via media* entre o secularismo e o ateísmo.

É claro que os evangélicos têm de afirmar tanto a revelação geral como a existência da lei natural. Deus se revela a Si
mesmo de maneiras inteligíveis por meio da ordem criada e da
consciência humana. No entanto, conforme Paulo deixou bem
claro em Romanos 1, o conhecimento transmitido por essa revelação natural autêntica é suficiente para condenar, mas não

A HOMOSSEXUALIDADE NA PERSPECTIVA TEOLÓGICA
Respondendo ao desafio

para salvar. O cristianismo fundamenta sua afirmação sobre a revelação especial, tanto por meio das Escrituras Sagradas como do Filho encarnado, Jesus Cristo. A ordem moral que Deus implantou em sua criação é tangível, evidente e inegável. Contudo, na sociedade contemporânea, assim como no discurso de Paulo em Romanos, os seres humanos rejeitam esse conhecimento e sofrem as conseqüências.

Minha advertência quanto a esse assunto tem dois aspectos. Primeiro, reverter à argumentação da lei natural significa afastar-se do sublime fundamento da afirmação da verdade cristã. A fim de satisfazer as exigências seculares, a igreja muda seu argumento do incontestável alicerce da Escritura Sagrada para o contestado alicerce da natureza e do cosmos.

Isso é o que, em outro contexto, F. A. Hayek chamou de "presunção fatal". Para esta rendição não há restauração. Embora os evangélicos e os católicos romanos conservadores sejam aliados nessa batalha cultural, não é possível aos evangélicos adotarem a argumentação da lei natural como base para a argumentação moral e permanecerem genuinamente evangélicos. A argumentação da lei natural pode prover um ponto de diálogo e servir como meio para introduzir a lei revelada, mas não pode subsistir como um método de argumentação e discurso moral e evangélico.

Para alguns, deixar de lado a revelação especial da lei positiva (comparada com a lei natural) talvez pareça justificável como um meio para atingir um grande fim. Uma vez que um consenso ou ponto de contato com a cultura secular seja estabelecido, alguns dizem, a discussão pode ser mudada para a lei positiva e a cosmovisão cristã. Isso suscita o alerta pragmático: essa estratégia não funciona.

DESEJO E ENGANO

As elites culturais e as gerações criadas nas conseqüências da revolução sexual não são comovidas pelos argumentos da lei natural, assim como não o são pelas afirmações claras do cristianismo. A argumentação da lei natural é tão bem-vinda no Congresso americano ou nos meios de comunicação como a recitação dos Dez Mandamentos. Além disso, não há um entendimento comum nas elites culturais quanto ao que a lei natural exige. Uma reflexão sobre as audiências do Congresso para a confirmação de Robert Bork e Clarence Thomas deve tornar essa realidade bastante evidente.

Os evangélicos não devem hesitar em *ilustrar* argumentos bíblicos com alusões à natureza e à ordem natural. No entanto, a ordem da argumentação ética é crucial: os evangélicos podem voltar à natureza, para usá-la como ilustração, *depois* de haverem fundamentado nas Escrituras o argumento moral. A tentação evangélica de recorrer à lei natural como um elemento de argumentação é, no máximo, uma tentativa de estabelecer um consenso moral em um contexto cultural difícil. Contudo, essa estratégia não será bem-sucedida. Na pior das análises, essa tentativa representa um repúdio do evangelho e uma abdicação da fé evangélica.

Temos de ministrar aos homossexuais com base na plena riqueza de convicção e conhecimento cristão. Os cristãos evangélicos têm falhado, com freqüência, nessa tarefa. Temos falado negligentemente a respeito da homossexualidade e dito, às vezes, muito pouco e, às vezes, demais. Temos de deixar claro o fato de que sabemos que *todos* são pecadores – incluindo os que cometem pecados sexuais. Não há ninguém que esteja além da puberdade que não cometa pecados sexuais.

A HOMOSSEXUALIDADE NA PERSPECTIVA TEOLÓGICA
Respondendo ao desafio

Também devemos aprender a falar honestamente com aqueles que lutam com atração por pessoas do mesmo sexo. Não podemos deixar de falar-lhes que *escolheram* esse tipo de tentação. Eles não crêem nisso e, de fato, não escolheram essa tentação em si mesma. Apesar disso, eles – e nós – são plenamente responsáveis pela disposição de alimentar a tentação e desfrutá-la. Também somos responsáveis pela tentação de racionalizar nosso pecado como algo diferente do que ele realmente é.

Em qualquer tipo de tentação sexual, a única maneira de resolvermos o problema é a redenção em Cristo. Nenhum ato da vontade, por mais forte que seja, pode resolver o problema do pecado ou oferecer livramento à prisão de nossas tentações. O único meio de livramento dessa situação é através da redenção que Cristo realizou. A única maneira de tratar o problema do pecado é confiar no poder transformador do evangelho e na renovação outorgada àquele que crê em Cristo. Mesmo depois de crer em Cristo, a luta contra a tentação sexual persistirá – mas não sem esperança e vitória.

Finalmente, nossa confiança tem de estar no Deus soberano, que é o Criador e Sustentador de tudo. Ele, somente Ele, tem a prerrogativa de definir e limitar a sexualidade. A sexualidade é um dos dons excelentes de Deus às suas criaturas, um dom que, em sua rebeldia, elas perverteram e degradaram. Os evangélicos têm de afirmar que Deus definiu a sexualidade e que o nosso dever é seguir as suas determinações. Isso significa que os cristãos evangélicos têm de sustentar, com grande eficiência, o modelo bíblico da sexualidade. Temos de afirmar sem embaraço a excelência desse modelo, dar graças por esse dom e seu deleite, reconhecer sem hesitação que Deus planejou que as relações sexuais são tanto para prazer como para procriação e jamais repudiar o ensino bíblico de que o sexo foi idealizado tão-somente para o contexto da união heterossexual comprometida e monogâmica. Esse modelo de inteireza sexual, vivenciado a cada dia nos milhões de famílias e casais, prestará um testemunho eloqüente ao mundo – mesmo quando for ridicularizado.

Temos de aprender a abordar com franqueza, ternura e honestidade o assunto da homossexualidade e outros assuntos sexuais complicados. Esta não é a hora para a negação tímida. Falhar na tarefa de falar de maneira direta e clara sobre esse assunto significa deixar de falar sobre o que Deus revelou. Também temos de reconhecer que a graça comum é a única força inibidora que limita a extensão e o alcance da perversão sexual no mundo. Se não fosse a operação da graça comum, o mundo logo cairia nas trevas mais degradantes. Devemos ser gratos por essa graça.

O assunto da homossexualidade provê à igreja uma oportunidade singular para testemunhar sobre a graça particular e anunciar o evangelho como único meio de salvação e a Jesus Cristo como o único e suficiente Salvador. A salvação e o arrependimento têm de ser pregados aos homossexuais – bem como aos heterossexuais. Fora do Éden, nenhum de nós é sexualmente puro e santo diante de Deus, ainda que não tenhamos cometido um ato sexual ilícito. Nosso ministério aos homossexuais não é o ministério de pessoas impecáveis dirigindo-se a pecadores, e sim o de amigos pecadores que dão testemunho da realidade da salvação pela fé em Jesus Cristo.

O evangelho sempre se manifesta com juízo e com graça. Todavia, a última palavra sempre tem de ser *graça*. Nosso dever é falar a verdade sobre a homossexualidade e chamá-la pelo nome que as Escrituras lhe atribuem. Mas nossa responsabilidade não termina nesse ponto, pois nossa próxima tarefa consiste em anunciar a palavra da graça e apresentar o evangelho da salvação pela fé em Cristo como nosso Substituto, cujo sangue nos comprou.

Ao homossexual, bem como aos demais, temos de falar com amor, nunca com ódio. Contudo, nossa primeira tarefa de amor é dizer a verdade, e o sinal do verdadeiro ódio é contar uma mentira. Aqueles que amam genuinamente os homossexuais não são os que revolucionam a moralidade para satisfazer os desejos deles, e sim aqueles que lhes contam a verdade e lhes mostram Aquele que é o caminho, a verdade e a vida (ver João 14.6).

Capítulo 10

O FIM DA AMIZADE

*Como a confusão sexual corrompeu
a amizade entre homens*

Um filme de Hollywood se tornou um ponto de destaque na cultura americana em 2005. Embora não tenha sido exatamente um campeão de bilheteria, *O Segredo de Brokeback Moutain*, estrelando Heath Ledger e Jake Gyllenhaal como dois cowboys ligados por um romance homossexual, foi aclamado pela crítica e promovido exaustivamente pelos meios de comunicação. A Academia de Artes e Ciências Cinematográficas o premiou com três Oscars®, em 2006, incluindo Melhor Direção e Melhor Roteiro Adaptado.

Dirigido por Ang Lee, *O segredo de Brokeback Mountain* baseia-se em uma pequena história que tem o mesmo título, escrita por Annie Proulx. A história ébem vívida, retratando um romance homossexual inesperado entre dois cowboys que se viram sozinhos numa barraca. À medida que a história se desenvolve, o relacionamento homossexual continua até que os dois homens se casam e cada um estabelece sua família. Tanto a história como o filme incluem sexo explícito eretratam a dor eaturbulência sentidas pelas famílias dos dois homens, enquanto eles experimentam,

DESEJO E ENGANO

periodicamente, o que é descrito como "viagens para pescar nas quais não há pescaria". Apesar disso, o filme apresenta o romance homossexual como um relacionamento a ser admirado – insinuando que, se nossa sociedade se livrasse de suas inibições quantoà homossexualidade, esses homens poderiam ter prosseguido oseu relacionamento, vivendo sempre juntos e felizes.

Em um sentido, o verdadeiro significado de *O segredo de Brokeback Mountain* não tinha qualquer interesse especial para a cinematografia. Em vez disso, estava plenamente relacionado à nossa cultura e ao colapso da ordem sexual. *O segredo de Brokeback Mountain* representa algo novo nas principais tendências culturais – uma celebração do romance homossexual na tela gigante. O próprio fato de que esse filme estrela dois atores relativamente jovens, bem conhecidos, e de que atraiu a atenção lisonjeira dos críticos de Hollywood indica que algo bastante sério está em progresso. Realmente não é importante que todos tenham visto o filme. Agora que essa barreira cultural foi derrubada, exibições de relacionamentos e romances semelhantes deverão, com certeza, infiltrar-se no entretenimento popular – e rapidamente.

Anthony Esolen, professor de Inglês, no Providence College, em Providence, Rhode Island, adverte que esse colapso da ordem natural do sexo tem levado à morte da amizade – particularmente, à morte da amizade entre homens.

No artigo *A Requiem for Friendship: Why Boys Will Not Be Boys and Other Consequences of the Sexual Revolution* [Um réquiem em favor da amizade: por que os rapazes não são rapazes e outras conseqüências da revolução sexual], publi-

O FIM DA AMIZADE
Como a confusão sexual corrompeu a amizade entre homens

cado na revista *Touchstone*,[18] edição de setembro de 2005, Esolen começa lembrando aos leitores uma cena de *O Senhor dos Anéis*, a grandiosa obra de J. R. R. Tolkien. Sam Gamgee, depois de seguir o seu senhor Frodo até Mordor, o reino das trevas, acha-o meio inconsciente em uma pequena cela imunda. "Frodo!

Sr. Frodo, meu amado!", exclama Sam. "Sou eu, Sam, cheguei!" Frodo abraça seu amigo, e Sam embala ao peito a cabeça de Frodo. Como sugere Esolen, um leitor ou um espectador desta cena talvez se precipitará numa conclusão perversa: "O que é isso? Eles são gays?"

Esolen também sugere que essas perguntas são uma "reação ignorante e inevitável" ao contexto. Ele prossegue e lembra que Shakespeare e muitos outros grandes autores falaram do amor não sexual entre homens usando termos fortes. De modo semelhante, quando Davi foi informado sobre a morte de Jônatas, ele clamou: "Excepcional era o teu amor, ultrapassando o amor de mulheres" (2Sm 1.26).

Conforme Esolen entende, a corrupção da linguagem contribui para a confusão. Quando palavras como *amor, amigo, macho, fêmea* e *companheiro* são transformadas em um novo contexto sexual, aquilo que era entendido como puro e imaculado está agora sujeito a escárnio e desrespeito. Esolen insiste que essa mudança lingüística não foi acidental. Ele acusa os "pansexualistas" de corromperem a linguagem, a fim de tornarem normal a confusão e a anarquia sexual. Eles têm usado a linguagem "como uma ferramenta para estabelecerem sua pró-

---

18 Anthony Esolen, "A Requiem for Friendship: Why Boys Will Not Be Boys and Other Consequences of the Sexual Revolution," *Touchstone* (September 2005). Usado com permissão.

DESEJO E ENGANO

pria ordem e imporem-na aos demais", Esolen argumenta. "Os pansexualistas – aqueles que crêem na liberação do dogma de que, se dois adultos consentem em fazer o que desejarem com sua vida particular, isso não é problema de ninguém – entendem que a linguagem tinha de ser mudada para auxiliar na realização de seu sonho e que essa realização mudaria o mundo, porque mudaria a linguagem para todos".

Qual arelação de tudo isso com *O segredo de Brokeback Mountain?* "A homossexualidade aberta, celebrada de maneira ousada e desafiante, muda a linguagem para todos", insiste Esolen. "Se um homem coloca seu braço ao redor da cintura de outro homem, isso é agora um sinal – quer ele esteja na direita ou na esquerda política, quer ele creia ou não nas prescrições bíblicas sobre a homossexualidade." Esolen oferece uma avaliação franca e inesquecível: "Se um homem embala a cabeça de seu amigo entristecido, a sombra de suspeita surge na mente do espectador".

Uma das palavras e realidades mais evidentemente corrompidas por causa da anarquia sexual é *amizade* – em especial, a amizade masculina. "Para os homens modernos, a amizade não é mais forjada no ardor da batalha, ou na poeira das planícies, enquanto eles guiam seus rebanhos através do país, ou no ar sufocante de uma mina de carvão, ou mesmo na fumaça de cigarros em um clube de debates", observa Esolen. A maioria dos homens não se vê mais em situações que encorajam e inculcam a amizade masculina. Como Esolen observa: "A revolução sexual também quase matou a amizade masculina devotada a qualquer outra coisa além de bebidas alcoólicas e a assistir esportes; e o movimento homossexual, um resultado inevitável de quarenta anos de promiscuidade heterossexual e tolice feminista, parece que a matará definitivamente e fechará o seu caixão".

O que isso significa para os homens é bastante ruim, mas Esolen é convincente quando argumenta que as vítimas mais vulneráveis da morte da amizade são os rapazes. "A proeminência da homossexualidade masculina muda a linguagem para os rapazes adolescentes. É cruel e absurdo dizer que o rapaz pode ignorá-la. Ainda que pudesse, seus colegas não o deixariam. Todos os rapazes precisam provar que não são fracassos. Precisam provar que estão se tornando homens – que não reincidirão na necessidade de serem protegidos por e, conseqüentemente, identificados com sua mãe". Esolen argumenta que os rapazes, destituídos do reconhecimento normal da masculinidade e de amizades seguras com outros rapazes e homens, recorrem freqüentemente à promiscuidade sexual agressiva com moças, a fim de provarem que não são homossexuais. Os rapazes que se recusam a participar desse jogo são tachados de homossexuais.

Esolen se posiciona a favor de algo muito importante. Ele nos recorda que todos os rapazes necessitam da camaradagem descomplicada de outros rapazes, a fim de galgarem seu próprio caminho rumo à masculinidade. A amizade compartilhada entre os meninos e os rapazes permite-lhes unir-se ao redor de interesses e atividades comuns e canalizarem sua curiosidade e energia naturais à participação de atividades compartilhadas. Quando os rapazes se reúnem, Esolen reconhece, eles "podem fazer, de modo fascinante, milhares de coisas criativas e perigosamente destrutivas". É nesta altura que os adultos devem se introduzir, para guiar essas energias em direções positivas e estabelecer limites que impedem e de-

DESEJO E ENGANO

sestimulam o comportamento errado. Em qualquer caso, esses rapazes não parariam de crescer, como Esolen argumenta que ocorre hoje. "Eles continuariam vivos", ele afirma.

Tudo isso exige uma expectativa heterossexual descomplicada. Esolen ressalta o fato de que Abraham Lincoln, como rapaz, tinha de compartilhar, freqüentemente, sua cama com seu amigo Joshua Speed. Os dois trocavam cartas que falavam sobre sua apreciação e amor um pelo outro. Os leitores modernos têm se precipitado na conclusão de que Lincoln era um homossexual. Esolen argumenta corretamente que esta "evidência" prova o oposto. Lincoln e Speed tinham liberdade para compartilhar a mesma cama e falar de sua amizade profunda, porque não temiam qualquer revelação desse fato ou de seu relacionamento ao público. Por quê? Porque o entendimento quase universal de todo o comportamento homossexual como imoral e pervertido criava um contexto em que *ninguém* teria a expectativa de que Lincoln estava envolvido em homossexualidade. Como Esolen explica: "O estigma contra a sodomia criava um ambiente amplo para uma amizade emocionalmente poderosa que não se envolvia em intercurso sexual, assim como o estigma contra o incesto cria o ambiente para a liberdade emocional e física de uma família".

Em uma sessão verdadeiramente inesquecível de seu artigo, Esolen nos pede que imaginemos uma sociedade em que o tabu contra o incesto foi removido. Nessas circunstâncias, nenhum tio se sentiria à vontade para abraçar sua sobrinha jovem sem a acusação de interesse sexual. Os relacionamentos entre pais e filhos, irmãos e irmãs e parentes de todos os graus seriam corrompidos e arruinados pela imposição da suspeita sexual.

O FIM DA AMIZADE
Como a confusão sexual corrompeu a amizade entre homens

Conforme Esolen compreende, isso éoque acontece quando a homossexualidade é normalizada na cultura. Amizades normais e fraternas entre homens estão agora sob suspeita. Isso é especialmente verdadeiro no caso dos rapazes e homens novos, que são menos seguros a respeito de sua masculinidade e mais preocupados com a sua própria identidade sexual – ou com a identidade sexual de seus colegas. A normalização da homossexualidade destrói a ordem natural da amizade entre homens. "Pense sobre essa amizade, na próxima vez que você ver os eternos adolescentes com boás de plumas e penas marchando pela avenida principal [da cidade], tornando conhecidas as suas inclinações a todos, quer estes se interessem, quer não", Esolen instrui. "Com todos os slogans repetidos continuamente e os sinais estridentes, eles excluem as palavras de amizade e apropriam-se de gestos saudáveis de amor entre homens e homens. Confesse: isso não o deixa intranqüilo até para ler as palavras da última sentença?"

Evidentemente, somos informados de que aqueles que mantêm essas preocupações estão apenas evidenciando sua homofobia inata e suas inibições sexuais reprimidas. Os críticos celebrarão *O segredo de Brokeback Mountain*, e podemos esperar um dilúvio de temas, histórias e produções semelhantes. A sociedade está amplamente corrompida pela normalização da homossexualidade, e os laços de amizades masculinas normais estão enfraquecidos, se não destruídos. Lembre tudo isso, enquanto Hollywood celebra a sua última "realização" cultural.

Capítulo 11

DEPOIS DO BAILE

Por que o movimento homossexual tem vencido

O sucesso espetacular do movimento homossexual permanece como um dos fenômenos mais fascinantes de nossa época. Em menos de 20 anos, a homossexualidade moveu-se do "amor que não ousa dizer seu nome" ao centro da vida pública americana. A agenda homossexual avançou mais rapidamente do que seus fervorosos proponentes esperavam, e uma mudança social desta magnitude exige uma explicação.

Uma explicação parcial do sucesso do movimento homossexual pode estar ligada à publicação do livro *After the Ball: How America Will Conquer Its Fear and Hatred of Gays in the 90's* [Depois do baile: como a América vencerá seu temor e ódio aos gays nos anos 90], em 1989. O livro foi publicado com pouco alarde e se tornou o manual de relações públicas decisivo para a agenda homossexual, e seus autores apresentaram-no como uma destilação de conselhos de relações públicas para a comunidade homossexual. Rever suas páginas nos dará ocasião para entendermos como o movimento homossexual foi bem-sucedido.

Os autores, Marshall Kirk e Hunter Madsen, combinaram habilidade em psiquiatria e relações públicas para formularem

DESEJO E ENGANO

sua estratégia. Kirk, um pesquisador em neuropsiquiatria, e Madsen, um consultor de relações públicas, argumentaram que os homossexuais têm de mudar sua apresentação à comunidade heterossexual, se desejam obter sucesso autêntico. Concebendo seu livro como "um manifesto gay para a década de 90", os autores recomendam que os homossexuais se apresentem com outra postura, como cidadãos da cultura predominante que exigem tratamento igualitário, e não como uma minoria sexual promíscua que busca maior oportunidade e influência. Escrevendo quando a crise de AIDS atingia seu maior momento, os autores viram a doença como uma oportunidade para mudar a mentalidade pública. "Embora isso pareça bastante cínico, a AIDS nos dá uma chance, mesmo pequena, de estabelecer-nos como uma minoria vitimada que merece, legitimamente, a proteção e o cuidado especial da América", eles escreveram.

Que lhes seja dado o devido crédito: eles realmente entenderam como funciona a mentalidade pública. Kirk e Madsen convocaram os homossexuais a falarem incessantemente, em lugares públicos, a respeito da homossexualidade. "A conversa franca e aberta torna a homossexualidade menos dissimulada, estranha e pecaminosa; e coloca-a mais às claras", eles afirmaram. "Conversas constantes criam a impressão de que a opinião pública está, pelo menos, dividida sobre o assunto e de que uma ala considerável – os cidadãos mais modernos e mais atualizados – aceita ou mesmo pratica a homossexualidade." No entanto, nem toda conversa sobre a homossexualidade é proveitosa. "Nos primeiros estágios da campanha, o público não deve ficar chocado e repeli-la por causa da exposição prematura ao próprio comportamento homossexual". Pelo

DEPOIS DO BAILE
Por que o movimento homossexual tem vencido

contrário, o assunto seria apresentado como uma questão de direitos, leis e preconceitos – em resumo, a homossexualidade seria reduzida a "uma questão social abstrata". Retratar os homossexuais como vítimas era essencial à estratégias deles. Oferecendo diversos princípios para o avanço tático em sua causa, os autores apelaram aos homossexuais que se apresentassem como vítimas da sociedade, e não como revolucionários. Se os heterossexuais vissem os gays como sofredores oprimidos, seriam eventualmente "inclinados por reflexão a adotar o papel de protetores". Essa estratégia, eles disseram, poderia levar a algo semelhante à "conversão" da mentalidade do povo sobre a questão da homossexualidade. "O propósito do retrato de vítima é fazer os heterossexuais se sentirem incomodados", os autores explicaram. No devido tempo, os heterossexuais poderiam cansar de sentirem-se opressores e chegar a simpatizar com os gays, sentindo-se até compelidos a ajudá-los a reverter a injustiça que a sociedade lhes infligira.

É óbvio que isso significaria a marginalização de alguns membros da comunidade homossexual. Kirk e Madsen foram ousados em aconselhar a introdução da imagem homossexual nos grupos predominantes da sociedade. "Homens de aparência arrogante, bigodes e jaqueta de couro, drag queens e lésbicas bastante masculinas" não deveriam ser a face pública do movimento. Jovens atraentes, mulheres de meia idade, profissionais bem capacitados e senhores sorridentes causariam, com muito maior probabilidade, a simpatia necessária. Além disso, os grupos de gays extremistas, como o NAMBLA (North American Man/Boy Love Association), teriam de ser mantidos totalmente fora da visão pública. Como Kirk e Madsen reconheceram: "Suspeitos de molestar crianças nunca pareceriam vítimas".

DESEJO E ENGANO

E o que podemos dizer sobre a origem do conceito de *orientação sexual?* O sucesso do movimento homossexual pode estar amplamente originado na própria ideia de "orientação". Mais exatamente, os homossexuais avançaram sua causa ao argumentarem que eram nascidos daquela maneira. Madsen e Kirk oferecem isto como um conselho sincero de relações públicas: "Os gays devem ser considerados como pessoas que nasceram gays". Infelizmente, "sugerir em público que a homossexualidade pode ser escolhida significa abrir a lata de vermes chamada 'escolhas morais e pecado' e dar aos intransigentes religiosos uma vara para nos baterem. Os heterossexuais têm de ser ensinados que é tão natural para algumas pessoas serem homossexuais como é natural para outras serem heterossexuais. Impiedade e sedução não têm qualquer relação com a homossexualidade".

Não pode haver dúvidas de que o cristianismo representa o maior obstáculo à normalização do comportamento homossexual. Não pode ser de outra maneira, porque os ensinos bíblicos são claros quanto à pecaminosidade inerente da homossexualidade, em todas as formas, e à normatização do casamento heterossexual. Para superarem esse obstáculo, Kirk e Madsen aconselharam os gays a "usarem a conversa para turvar as águas morais", tornando público o apoio a igreja liberais, desafiando as interpretações tradicionais do ensino bíblico e argumentando que o ensino cristão sobre a homossexualidade é, em si mesmo, caracterizado por "incoerência e ódio". As igrejas conservadoras, definidas pelos autores como "igrejas que odeiam os homossexuais", são retratadas como "estagnadas e antiquadas, terrivelmente fora de harmonia com estes tempos e com as últimas descobertas da psicologia".

DEPOIS DO BAILE
Por que o movimento homossexual tem vencido

Outros princípios oferecidos pelos autores incluem o fazer os gays parecerem bons, por identificarem figuras históricas estratégicas como homossexuais secretos e, por outro lado, por fazer os "vitimadores" parecerem maus aos olhos da sociedade. Madsen e Kirk sugeriram o isolamento dos cristãos, por apresentá-los como "pregadores histéricos e incultos, falando absurdos com ódio em um nível que chega a ser cômico e perturbador". Eles oferecem um exemplo concreto de como essa estratégia poderia ser usada na televisão e na imprensa. "Por exemplo, durante alguns segundos, um pregador fervoroso, de olhos grandes e redondos, é mostrado batendo no púlpito, irado contra 'essas criaturas abomináveis e pervertidas'. Enquanto sua crítica continua sobre a trilha sonora, a cena é mudada para imagens comoventes de pessoas injuriosamente feridas ou de gays que parecem decentes, inofensivos e amáveis; e, em seguida, a imagem é retornada à face venenosa do pregador. O contraste fala por si mesmo. O efeito é devastador."

Uma revisão breve dos últimos vinte anos demonstra o incrível efeito desses conselhos de relações públicas. A agenda estabelecida por Kirk e Madsen levou a nada menos do que uma transformação social. Ao retratarem-se a si mesmos como parte dos principais segmentos da sociedade americana em busca de liberdade e auto-realização, os homossexuais redefiniram a equação moral. Questões de certo e errado foram isoladas como antiquadas, repressivas e culturalmente embaraçadoras. E, por outro lado, a afirmação dos "direitos" tornou-se a marca oficial da estratégia de relações públicas.

Sem dúvida, relações públicas é agora uma parte importante da economia americana, em que centenas de milhões

DESEJO E ENGANO

de dólares são transformados em estratégias de propaganda e programas de melhoramento da imagem. Observadores do mundo de relações públicas têm de olhar para trás, com grande admiração, e observar o sucesso fenomenal da abordagem usada pelos homossexuais durante as duas últimas décadas. O conselho dado por Marshall Kirk e Hunter Madsen é nada menos que um manifesto por revolução moral. Rever essa estratégia indica como o movimento homossexual autoconsciente avançou sua causa ao seguir esse plano.

Aqueles que se opõem à normalização da homossexualidade têm sido realmente apresentados como pessoas antiquadas, incultas e perigosas, enquanto aqueles que promovem o avanço da causa são visto como forças de luz, progresso e aceitação. Os cristãos conservadores têm sido apresentados como promotores de ódio, e não como indivíduos movidos por convicção bíblica. O sucesso ímpar dessa estratégia de relações públicas ajuda a explicar tudo – desde o motivo por que a América tem aceitado personagens e enredos homossexuais em entretenimentos no horário nobre até à falta de sentimento de escândalo na reação ao casamento de pessoas do mesmo sexo em Massachusetts.

Pelo menos sabemos ao que nos opomos. Sendo cristãos bíblicos, temos de continuar a falar sobre o certo e o errado, mesmo quando a maior parte do mundo rejeita a moralidade como um conceito ultrapassado. Temos de afirmar o casamento como uma norma inegociável – a união de um homem com uma mulher – mesmo quando os tribunais redefinem o casamento por sanção. Ao mesmo tempo, temos de levar em conta a transformação da mentalidade americana que é agora tão devastadoramente evidente a todos os que têm olhos para ver.

DEPOIS DO BAILE
Por que o movimento homossexual tem vencido

A tragédia real de *After the Ball* é que o seu grande resultado não é uma rejeição parcial, e sim uma rejeição completa dos fundamentos morais que tornaram possível esta sociedade. Para abordarmos os problemas mais essenciais, temos de entender a formação da mentalidade americana. Revendo o *After the Ball*, depois de vinte anos, tudo isso se apresenta num foco amedrontador.

Capítulo 12

ALFRED KINSEY

O homem como ele realmente era

Em 2004, o filme *Kinsey* apresentou a uma nova geração de americanos o "pai" infame da pesquisa sexual nos Estados Unidos. Mas o filme não era, de fato, um retrato verdadeiro de Alfred Kinsey. Em vez de apresentar a mente perturbada e atormentada desse propagandista da revolução sexual, o filme mostra-o como um anjo de luz que livrou a América da opressão e das trevas. Críticos saudaram o filme com muito entusiasmo. A. O. Scott, escrevendo no *New York Times*, declarou que o filme era uma "biografia vívida e estimulante" e o elogiou por tratar do assunto do sexo com "sobriedade, sensibilidade e agradável quantidade de humor". Scott deixou de mencionar o fato de que o filme lida com o assunto sem a medida adequada de verdade.

Em vez de expressar indignação pela celebração de um indivíduo escandaloso, que tinha um padrão de perversidade sexual bem documentado, Scott viu o filme como uma mistura de entretenimento e iluminação. "Não posso pensar em outro filme", ele afirmou, "que abordou o sexo com tanto conhecimento e, ao mesmo tempo, fez a busca do conhecimento parecer tão sexy.

DESEJO E ENGANO

Há algumas imagens explícitas e cenas provocativas, mas é o intelecto do espectador que é estimulado".

Os críticos da revista *Newsweek* reconheceram que "os métodos de Kinsey não eram ideais", mas celebraram tanto o filme como o personagem central. De fato, eles elogiaram Kinsey, que, conforme disseram, "despedaçou todos os vestígios do recato vitoriano, tirando os americanos curiosos da observação secreta pelo buraco da fechadura e levando-os à observação real entre os lençóis". Em uma nota lateral, David Ansen declarou que o filme "é uma celebração da diversidade e expressa a consolação que o conhecimento pode trazer". Escrevendo no *Wall Street Journal*, o resenhista Joe Morgenstern, declarou que *Kinsey* não tenta vender ou explorar o sexo. De acordo com Morgenstern, o filme "é notavelmente bem-sucedido como uma história cultural de um tempo extinto"; "é inteligente em excesso".

Alfred C. Kinsey é um dos personagens mais controversos na história americana – e há boas razões para isso. Ele era um entomologista por graduação e moveu-se da intensa fascinação pela vespa galhadora para o estudo da sexualidade humana. Surgiu de repente no cenário americano com sua obra pioneira *Sexual Behavior inthe Human Male* [O comportamento sexual do macho humano], publicada em 1948. Eventualmente, a Universidade de Indiana estabeleceria o Instituto Kinsey para Pesquisa sobre Sexo, Gênero e Reprodução; eo nome *Kinsey* se associaria com a educação sexual progressiva, com aoposição à moralidade sexual tradicional e com a libertação das pessoas de conceitos estabelecidos como "normais" em referência àsexualidade humana. OInstituto Kinsey possui o que muitos consideram a maior coleção mundial de porno-

96

grafia, arte sexualmente explícita e diversos objetos sexuais. O que o Instituto não divulga é seus vínculos com dados obtidos por molestadores de crianças e criminosos sexuais.

De certo modo, Alfred Kinsey era uma pessoa atribulada e complexa. Criado por um pai rigoroso e uma mãe omissa, Kinsey teve uma adolescência marcada por turbulência e experimento sexuais. Conforme é bem documentado, o jovem Kinsey esteve envolvido em comportamentos sexuais sadomasoquistas, movido por desejo homossexual.

Em uma biografia original e inovadora, publicada em 1997, James H. Jones revela inadvertidamente a verdadeira identidade do mito Kinsey.[19] De acordo com a mitologia popular e universal, Alfred Kinsey foi um cientista que aplicou suas rigorosas habilidades científicas e seus interesses científicos objetivos ao estudo da sexualidade humana. O verdadeiro Alfred Kinsey era um homem cujas práticas sexuais seguramente não podem ser descritas ao público em geral e cujo interesse em sexo era qualquer outra coisa, exceto objetivo ou científico. Desde o início, Jones reconhece o papel central de Kinsey na revolução sexual. "Mais do que qualquer outro americano do século XX", Jones admite, "ele foi o arquiteto de uma nova sensibilidade a respeito da parte da vida que todos experimentam e da qual ninguém escapa". Apesar disso, o verdadeiro Kinsey estava escondido do público. Jones descreve o seu projeto nestas palavras: "Vasculhei muitos arquivos, li milhares de cartas e entrevistei pessoas que conheciam Kinsey em vários níveis; descobri que sua imagem pública distorcia mais do que reveleva".

---

19 James H. Jones, *Alfred C. Kinsey: A Public/Private Life* (New York: W. W. Norton, 1997).

DESEJO E ENGANO

Conforme relata Jones: "O homem que cheguei a conhecer não possui nenhuma semelhança com o Kinsey canônico. Com bastante interesse, Kinsey seguiu seu trabalho com fervor missionário. Era adverso à moralidade vitoriana, desprezando-a como somente alguém que houvera sido terrivelmente prejudicado pela repressão sexual poderia desprezá-la. Ele estava determinado a usar a ciência para despir a sexualidade humana de sua culpa e repressão. Queria destruir a moralidade tradicional, afrouxar as regras da restrição e ajudar as pessoas a desenvolverem atitudes positivas para com suas necessidades e desejos sexuais. Kinsey foi um reformador secreto que gastava suas horas de atividade tentando mudar os costumes sexuais tradicionais e as leis de crimes sexuais dos Estados Unidos".

É claro que mais do que isso estava envolvido, e Jones reúne uma quantidade incrível de documentos para provar seu argumento. Em primeiro lugar, o adolescente Alfred Kinsey esteve profundamente envolvido em auto-abuso masoquista. Nas palavras de Jones, "em algum momento, ele saiu do caminho de desenvolvimento normal e desceu a uma trilha que o levou a um tremendo conflito emocional e ao abuso físico de si mesmo".

Impelido por fantasias sexuais poderosas e determinado a destruir o que via como moralidade sexual repressiva, Kinsey parou seus estudos sobre insetos e voltou-se para o estudo da sexualidade humana. Tragicamente, Jones tem de reconhecer que o mundo da ciência "teria sido melhor servido se Kinsey não tivesse permitido que sua paixão por informações obscurecesse o seu discernimento".

O que Kinsey realmente pretendia? Ele e seu grupo de associados masculinos saíram coletando enorme quantidade de informações sobre a sexualidade humana, considerando primeiramente o homem, depois, a mulher. Em sua pesquisa sobre o comportamento sexual masculino, Kinsey trouxe suas paixões ideológicas e pessoais ao primeiro plano de sua obra supostamente científica. Ele decidiu de modo arbitrário que cada ser humano poderia estar situado em algum ponto de uma reta contínua de desenvolvimento entre os pólos heterossexual e homossexual. Ele desenvolveu um gráfico de seis níveis e argumentou que os homens e os rapazes estão todos classificados neste gráfico entre a absoluta heterossexualidade e a absoluta homossexualidade. Depois, Kinsey argumentou que 40% de todos os homens terão alguma experiência homossexual. É claro que, oculto da percepção pública, estava o fato de que Kinsey fazia o melhor de si mesmo para ocultar sua homossexualidade – ou bissexualidade, como explicariam depois alguns comentaristas – e não era, de modo algum, o cientista objetivo que coletava dados de uma população responsável.

Entre os muitos problemas inerentes à pesquisa de Kinsey está o fato de que ele confiava nos relatórios e estudos sexuais obtidos entre os encarcerados, incluindo pessoas que haviam praticado crimes sexuais. Portanto, a noção de Kinsey quanto ao que era "normal" fora extraída de um modelo anormal da população.

O aspecto mais inquietante da pesquisa de Kinsey são os dados que ele coletou sobre a reação sexual infantil – especialmente dos meninos. O capítulo 5 de *Sexual Behavior in the Human Male* levou em conta a experiência sexual de meninos, incluindo crianças. Ele queria provar que as crianças são seres sexuais que devem ser entendidas como pessoas

DESEJO E ENGANO

que têm e merecem ter relações sexuais. Em seu capítulo, Kinsey depende amplamente dos dados oferecidos pelo "Sr. X", um homem que havia molestado centenas de meninos, desde crianças até adolescentes. Como Jones explica, "vista de qualquer ângulo, a relação de Kinsey com o Sr. X era um exemplo a não ser imitado. Independente do suposto valor científico da experiência do Sr. X, permanece o fato de que ele era um pedófilo predador". Durante décadas, esse homem havia abusado de centenas de meninos, torturado crianças e, como Jones explica, "realizado vários outros atos sexuais em pré-adolescentes, meninos e meninas".

Kinsey não condenou esse homem, mas, em vez disso, colheu avidamente suas informações. De fato, Kinsey foi mais além, a ponto de tentar pagar o Sr. X por pesquisa posterior, e lhe escreveu certa vez: "Desejo saber como posso dar-lhe reconhecimento, no próximo volume, por seu material. Parece vergonhoso nem ao menos mencionar seu nome". Essas palavras denunciam um monstro moral da mais horrível depravação e de criminalidade certa. Alfred Kinsey celebrou o fato de que esse homem havia torturado crianças sexualmente e, conforme documenta a própria obra de Kinsey, abusado de crianças de dois meses. Tudo isso estava explícito nos dados apresentados no livro de Kinsey publicado em 1948. No entanto, ele foi celebrado como um pioneiro sexual e um profeta da iluminação sexual.

Desconhecido do público geral, Kinsey esteve também envolvido em atos sexuais com seus cooperadores e na filmagem de centenas de pessoas envolvidas em atividade sexual – incluindo as cenas de seus próprios atos sexuais masoquistas. Ele e seus colegas pagavam rapazes para realizarem atos sexuais em

ALFRED KINSEY
O homem como ele realmente era

filmes e transformaram a casa de Kinsey em um estúdio para documentação pornográfica. Em uma mudança incrivelmente estranha na história, a Sra. Kinsey ou "Mac", como ela era conhecida, é lembrada por haver trazido refrescos aos participantes, ao terminarem seus atos sexuais e suas sessões de filmagem. Ela mesma foi filmada em várias situações sexuais, e Kinsey encorajava seus associados a se envolverem em atos sexuais com ela.

O que a elite cultural faz hoje com tudo isso? A resenha do *New York Times* reconhece que o filme correu um grande risco "ao tentar lidar francamente com a vida sexual de seu herói sem sucumbir ao erotismo ou ao moralismo". Todavia, o filme não lida francamente com as perversões de Kinsey. O crítico admite: "Às vezes, o zelo científico de Kinsey assumia o tom de obsessão, e seus métodos iam desde o empírico ao experimental, em maneiras que permanecem eticamente inquietantes". Eticamente inquietantes? Isso é tudo que o *New York Times* pode dizer em resposta aos relatos de molestamento infantil que o próprio Kinsey documentou e publicou?

No livro *Sex the Measure of All Things: A Life of Alfred C. Kinsey* [Sexo, a medida de todas as coisas: uma biografia de Alfred C. Kinsey], Jonathan Gathorne-Hardy lamenta o fato de que Kinsey não recebeu de seu colegas cientistas o respeito que ele achava merecer. No entanto, Gathorne-Hardy reconhece: "A investigação da vida particular de Kinsey não o ajudará" neste aspecto. Gathorne-Hardy escreveu seu livro em resposta ao dano que a biografia publicada por Jones infligiu à reputação de Kinsey. Admiravelmente, Gathorne-Hardy afirma: "O que sabemos sobre a sexualidade de Kinsey deixa logo evidente que a sua sexualidade, embora dificilmente tenha prejudicado a sua integridade como cientista (se chegou a prejudicar), teve um

DESEJO E ENGANO

efeito decisivo em sua obra. E, naquelas poucas instâncias em que ela prejudicou a integridade de Kinsey, o efeito não é bastante significativo – nem óbvio. Há uma transparência".

Isso é contra-senso moral. É claro que Gathorne-Hardy está procurando, de várias maneiras, transformar em algo bom os problemas de Kinsey. Em um ponto, ele chega a afirmar que a bissexualidade de Kinsey foi um grande recurso para a sua obra científica. "Kinsey era bissexual", Gathorne-Hardy observou, "uma condição quase ideal, alguém poderia pensar, para uma pessoa que estava estudando o comportamento sexual em ambos os gêneros". Quem exatamente poderia pensar isso?

Tornamo-nos uma sociedade que celebra homens como Alfred C. Kinsey e produz filmes que apresentam esse tipo de homem como um agente de luz, e não como uma alma perturbada que lutava com demônios íntimos, enquanto buscava dados sobre o molestamento sexual de crianças – e filmava pessoas envolvidas em atos sexuais pervertidos.

Em uma carta que escreveu a seu colega Clarence A. Tripp, Kinsey admitiu: "Todo o exército da religião é o nosso principal inimigo". Kinsey sabia contra o que se posicionava, e sua ambição não era apenas coletar dados, mas também destruir toda a estrutura da moralidade cristã no âmbito da sexualidade humana. Em vez de ser corretamente classificado como um criminoso, ao lado de homens semelhantes ao Dr. Joseph Mengel e outros cientistas nazistas, Alfred Kinsey é festejado e celebrizado em um filme que apresenta Liam Neeson como uma suposta figura heróica. O que isso diz sobre Liam Neeson? O que isso diz a respeito de nós mesmos?

Capítulo 13

LAMENTANDO A CULTURA GAY

O enigma de Andrew Sullivan

Andrew Sullivan é um homem de ideias. Em anos recentes, ele emergiu como um dos intelectuais mais influentes na vida pública americana. Além disso, ele tem se identificado com alguns dos assuntos mais controversos de nossa época – e isso não é surpreendente devido a seu ponto de vista libertário sobre a moralidade, suas opiniões conservadoras quanto à política, suas concepções católicas quanto ao cristianismo e o fato de que ele é um proeminente defensor do homossexualismo.

Sullivan chamou a atenção internacional como editor da revista *New Republic*, de 1991 a 1996. Atingiu esse posto depois de graduar-se na Universidade de Oxford (B.A.) e na Universidade de Harvard (Ph.D.). Durante o tempo em foi o editor, a *New Republic* se tornou conhecida como um dos periódicos de opinião mais intensos, informativos e controversos. A coragem e a imaginação demonstradas por Sullivan como editor é a explicação mais provável para a controvérsia que causou sua queda daquela função. Apesar disso, ele continua a contribuir como editor sênior da revista.

DESEJO E ENGANO

Na edição de 24 de outubro de 2005, Sullivan escreveu sobre "o fim da cultura gay". É claro que a perspectiva de Sullivan quanto a homossexualidade e a cultura gay está profundamente arraigada em sua própria homossexualidade e sua ardente aceitação de seu estilo de vida. Ele é não é um observador imparcial. Em seu artigo, Sullivan descreve a transformação extensiva da cultura americana que todos agora observamos, pelo menos em termos da rápida normalização da homossexualidade na cultura pública. Sullivan vê isso como uma espada de dois gumes para os homossexuais.

Por um lado, a assimilação dos homossexuais e da homossexualidade na cultura mais ampla significa que os homossexuais não são mais intrusos. Por outro lado, Sullivan vê a morte da subcultura gay como uma perda significativa, pelo menos para os homossexuais que recordam a experiência de definirem-se a si mesmo por meio da "transgressão" das normas culturais. Como evidência desta transformação, Sullivan ressalta a sua experiência de quase duas décadas ao passar os feriados do verão em Provincetown, em Cape Cod. Durante os últimos 25 anos, Provincetown se tornou uma Meca para gays e lésbicas, "um lugar em que uma identidade separada define essencialmente um lugar separado". Sullivan descreve a perspectiva de Provincetown: "Ninguém fica surpreso se vê dois homens caminhando pela rua de mãos dadas, ou se um casal de lésbicas beija uma a outra no rosto, ou se uma drag queen vestida como Cherilyn Sarkisian desce rápida e desgovernadamente pela faixa principal em uma motocicleta". Apesar disso, essa percepção de Provincetown não existe mais, Sullivan explica. "Assim como a América gay mudou, assim também Provincetown mudou. Em um mi-

LAMENTANDO A CULTURA GAY
O enigma de Andrew Sullivan

crocosmo do que está acontecendo neste país, a cultura de Provincetown está mudando."

As mudanças indicam que os homossexuais na América não sentem mais a necessidade de uma identidade separada, de um lugar separado, de um estilo de vida separado. O florescimento do negócio imobiliário transformou Provincetown em um resort para homossexuais ricos, no qual a classe é mais importante do que a sexualidade. Além disso, a domesticação da cultura homossexual também mudou o quadro: "O número de filhos de casais gays tem aumentado, e, em certas semanas, carrinhos de bebês obstruem as calçadas". Ainda, "semana após semana neste verão, um casal após outro se casa – mais de mil neste ano e meio desde que o casamento gay foi legalizado em Massachusetts".

Conforme Sullivan observa, a América não é mais caracterizada por uma "identidade gay única". Em vez disso, a proliferação de nichos culturais e de identidades sexuais tem substituído a cultura gay predominante que emergiu nos anos 1970. "Lenta e inconfundivelmente, a cultura gay está acabando", Sullivan comenta. "De fato, essa cultura está começando a desenvolver em alguns a ideia de que o próprio conceito da cultura gay pode desaparecer completamente um dia." Isso não significa que gays e lésbicas deixarão de existir ou que a homossexualidade não estará mais presente na sociedade. Pelo contrário, significa que enquanto a cultura gay continua a se expandir e se torna cada vez mais a principal tendência, "a homossexualidade cessará somente para lhe dizer muito a respeito de cada pessoa."

Esse é o mundo com o qual os homossexuais têm sonhado há muito tempo, admite Sullivan. Apesar disso, permitir que

DESEJO E ENGANO

desapareça o conceito de "homossexualidade distintiva" é para muitos homossexuais "tão difícil quanto libertador, tão entristecedor quanto revigorante".

Sullivan destaca um fato central que explica a transformação rápida da cultura americana e sua assimilação dos homossexuais e da homossexualidade – a epidemia de HIV. "A história da América gay", ele afirma, é "definida por uma praga que irrompeu dolorosamente quase no momento mais impetuoso de libertação. Toda a estrutura da cultura gay emergente – sexual, radical e subversiva – se deparou com um vírus que matou quase todos os infectados. Quase toda a geração dos que agiram como pioneiros da cultura gay foi dizimada – rapidamente".

A epidemia de HIV estabeleceu a homossexualidade como uma das principais preocupações culturais e, inesperadamente, serviu para normalizar a homossexualidade na sociedade. A praga do HIV "estabeleceu a homossexualidade como um tema legítimo mais rapidamente do que qualquer manifesto político poderia ter feito", afirma Sullivan.

À medida que reconsidera o impacto da crise do HIV, Sullivan indica alguns padrões que emergiram como conseqüência – padrões que provavelmente seriam esquecidos pela cultura gay. A emergência das lésbicas como líderes das principais organizações de direitos dos gays deveu-se amplamente, conforme Sullivan sugere, ao fato de que os homossexuais masculinos estavam, em sua maioria, mortos. Assim, "talvez fosse natural que a próxima geração de líderes tendesse a ser lésbica". Além disso, Sullivan sugere, mas não propõe abertamente, que as lésbicas foram bem-sucedidas em apresentar um quadro mais doméstico da homossexualidade. A promiscuidade sexual radical, tão

LAMENTANDO A CULTURA GAY
O enigma de Andrew Sullivan

comum a muitos homossexuais masculinos, foi substituída, aos olhos do público, por um quadro mais convencional de casais lésbicas, freqüentemente com filhos.

Enquanto isso, toda uma nova geração estava surgindo – homossexuais mais novos que cresciam rumo à maturidade (ou mesmo nasciam) depois da epidemia de HIV. "Pela primeira vez", Sullivan observa, "crianças e adolescentes gays cresceram em um mundo onde a homossexualidade não era mais um tabu e pessoas gays eram apresentadas regularmente na imprensa". A geração mais nova parece querer que a homossexualidade seja vista como normal, e não como excepcional. Isso é verificado por meio da pesquisa publicada por Ritch C. Savin-Williams, em seu livro *The New Gay Teenager* [O novo adolescente gay]. A geração de Sullivan, por outro lado, teme a perda da cultura homossexual mais radical que emergiu depois de acontecimentos como os Tumultos de Stonewall, em Nova Iorque, e a reorganização do distrito de Castro, em San Francisco, como um abrigo de gays.

O argumento de Sullivan é claro: a transição da cultura homossexual representa a colocação de Ellen DeGeneres em lugar de "lésbicas bastante masculinizadas" e "lésbicas bem femininas" do passado. De modo semelhante, homossexuais famosos e celebridades homossexuais masculinas definem a homossexualidade na cultura pública, e não "motociclistas hiper-masculinos e homens musculosos". Sullivan admite (ou celebra) o fato de que "essas subculturas ainda existem". Todavia, "as polaridades na ampla população gay são menos salientes do que eram no passado; as arestas diminuíram".

Nesse artigo, Sullivan retorna a um assunto que ele abordara no passado. Seu livro *Virtually Normal* [Virtualmente

DESEJO E ENGANO

normal], de 1995, descreve a luta entre os "proibicionistas", os "conservadores" e os "liberais" na comunidade homossexual. Durante este período, Sullivan emergiu como um grande (e, pelo menos a princípio, solitário) proponente do casamento de pessoas do mesmo sexo. "O casamento gay não é um passo radical", Sullivan insistiu. "É um passo profundamente humanizador e tradicionalista. É o primeiro passo na resolução do problema homossexual – mais importante do que qualquer outra instituição, visto que é a instituição mais central à natureza do problema, ou seja, o laço emocional e sexual entre um ser humano e outro. Se nada mais fosse feito, e o casamento gay fosse legalizado, 90% do trabalho político necessário para atingir a igualdade de gays e lésbicas teria sido realizado. Isso é, em última análise, a única reforma que realmente importa."

No entanto, ainda que Sullivan tenha argumentado em favor da aceitação e da legalização do casamento de pessoas do mesmo sexo, os teóricos homossexuais mais radicais rejeitavam completamente o casamento. Como Sullivan explicou, "de todas as instituições, o casamento é, para os liberacionistas, uma forma de aprisionamento; parece um discurso que tem promovido o comércio de imóveis, denegrido e sujeitado a mulher, moldado os relacionamentos humanos em uma forma cruel e sufocante. Por que, no mundo, isso deve ser apoiado por homossexuais?"

O livro de Suvillan de 1995 e seu artigo recente devem ser lidos à luz de seu livro testemunhal *Love Undetectable: Notes on Frienship, Sex, and Survival* [Amor indetectável: observações sobre amizade, sexo e sobrevivência], de 1998. Esse livro foi escrito depois que Sullivan foi diagnosticado como HIV positivo. Como ele recorda, "contraí a doença em pleno conhe-

LAMENTANDO A CULTURA GAY
O enigma de Andrew Sullivan

cimento de como ela era transmitida e sem quaisquer ilusões a respeito de quão debilitante e terrível poderia ser esse diagnóstico. Tenho testemunhado, em primeira mão, um homem morrendo de AIDS e visto as desolações de seu impacto, bem como a humilhação angustiante que ela implica. Tenho escrito a respeito dessa doença, me oferecido como voluntário para combatê-la e tentado entendê-la. Contudo, assim mesmo, arrisquei-me a contraí-la. As recordações desse risco e as suas ramificações para mim mesmo, minha família e amigos ainda me forçam a perguntas que eu preferiria não confrontar; e tenho feito muito esforço para evitá-las".

Quando um amigo do ensino médio perguntou a Sullivan como ele contraíra o vírus, ele respondeu que não tinha a menor ideia a respeito de qual parceiro fora a fonte da transmissão viral. "Por amor de Deus, com quantas pessoas você já dormiu?", seu amigo perguntou. Observe a resposta de Sullivan: "Muitas, Deus sabe. Muitas, em favor da dignidade e do significado de dar-me a todos. Muitas, por querer estar com todas eles. Muitas, para que o sexo seja freqüentemente mais do que uma libertação poderosa e temporária de um temor e solidão debilitantes". Em outras palavras, o Andrew Sullivan público emergiu como um grande proponente de responsabilidade, estabilidade e autocontrole, enquanto o Andrew Sullivan privado estava profundamente envolvido em promiscuidade sexual.

Tudo isso veio a público em 2001, quando um colunista homossexual descobriu que Sullivan estivera postando anúncios em favor do sexo homossexual desprotegido em sites, na Internet. A controvérsia resultante na comunidade gay foi amarga, assim como foi reveladora.

DESEJO E ENGANO

"O fim da cultura gay" é um artigo revelador. Como exercício de análise cultural, ele demonstra percepção genuína e uma perspectiva de quem faz parte do movimento. Mais do que isso, o artigo de Sullivan deve despertar os verdadeiros cristãos para o fato de que a homossexualidade está sendo normalizada na cultura. Isso representa, com certeza, um assunto de interesse missiológico urgente, pois a normalização do pecado representa um endurecimento progressivo do coração do povo contra o evangelho.

Em um nível mais pessoal, esse artigo me recorda que devo orar por Andrew Sullivan. Digo isso enquanto compreendo que ele pode sentir-se ofendido mais por minha oração do que por qualquer outra coisa. Em muitos de seus escritos, Sullivan demonstra uma determinação intensa e consistente de celebrar a homossexualidade como algo central à sua descoberta de si mesmo e à sua personalidade. Apesar disso, ele também revela dúvidas significativas. Quando explica que nunca defendeu nem atacou publicamente a promiscuidade, porque "sentia e ainda sinto freqüentemente que sou incapaz de viver de acordo com os ideais que mantenho", posso detectar um sinal de dúvida.

Já enfrentei Andrew Sullivan em um debate público sobre questões relacionadas à homossexualidade. Acho que ele se encontra entre os intelectuais mais dotados, perspicazes e imprevisíveis do cenário atual. Mais do que qualquer outra coisa, desejo que ele ache sua própria identidade e sua mais profunda paixão no poder transformador de Cristo – o poder de ver todas as coisas novas. Sem desculpas, eu oro para que um dia Andrew Sullivan considere como perda tudo que escreveu em defesa da homossexualidade e tudo que ele sabe quanto à sua própria identidade homossexual e ache em Cristo a única resolução de nossa sexualidade e a única solução para o problema que *todos* compartilhamos – o problema do pecado.

Andrew Sullivan tem sido alvo de minhas orações desde que soube de sua condição como HIV positivo. Peço realmente a Deus que lhe revigore a saúde e o dom do tempo. Afinal de contas, nosso interesse cristão deve se focalizar não somente no desafio da homossexualidade em nossa cultura, mas também no desafio de alcançar os homossexuais com o amor de Cristo e a verdade do evangelho.

Capítulo 14

LÉSBICAS CRIANDO FILHOS

Você já teve problema com isso?

"**Brian, um menino de oito anos,** trouxe para casa um formulário escolar que o deixara frustrado: sua árvore familiar, contendo espaços vazios para os nomes da mãe, do pai e dos avôs paternos e maternos. Os pais de Brian são um casal de lésbicas, seu pai é um doador de esperma desconhecido. A sua mãe se esforçou para convencê-lo de que nada estava errado em sua família – em vez disso, algo estava errado no formulário da escola."

Essa história foi contada por Peggy F. Drexler, uma psicóloga e conselheira da diretoria da San Francisco Day School. Foi publicada em 16 de junho de 2004 no *San Francisco Chronicle* e serviu para mostrar que a América está adotando "novos valores familiares". Em seu artigo, Drexler anunciou que "determinara estudar uma nova classe de mães: casais de lésbicas que criam filhos". Como pesquisadora, Drexler decidiu focalizar-se nessa população, elaborando uma série de perguntas críticas. Os meninos poderiam sair-se bem numa família em que havia apenas mães? Como esses meninos desenvolveriam uma identidade masculina positiva e senso moral num lar em que não havia pai? Drexler publicou sua análise no pe-

DESEJO E ENGANO

riódico *Gender and Psychoanalysis*, argumentando que filhos criados em lares de lésbicas são "florescentes". De acordo com Drexler, meninos criados por casais lésbicos desenvolvem-se em "indivíduos corajosos e vibrantes", que são "profundamente conscientes de sua vida emocional – incluindo a tristeza que resulta da discriminação contra sua família". Além disso, ao mesmo tempo em que esses meninos revelam "todos os traços comuns de masculinidade", também demonstram "abertura e tranqüilidade de sentimentos" usualmente associados a mulheres. O cenário promissor de Drexler, apresentado favoravelmente como uma pesquisa acadêmica e artigo de jornal, é uma evidência dos esforços por parte de grupos defensores dos homossexuais para a normalização da homossexualidade, do casamento homossexual e de famílias dirigidas por homossexuais. Muitos dos americanos têm apenas um entendimento mínimo ou abstrato do que isso representa.

Uma perspectiva decisivamente concreta se manifesta em *Lesbians Raising Sons* [Lésbicas criando filhos], uma antologia editada por Jess Wells e publicada pela Alyson Books, de Los Angeles. O livro não é novo, mas pode ser encontrado em muitas das principais redes de livrarias e lojas locais americanas. Qualquer um que ainda tenha dúvida a respeito da escala de revolução social com que agora nos deparamos deveria examinar esse livro; e tudo se explicará.

Em sua introdução, Jess Wells explica que toda a questão de lésbicas que criam filhos se deve a uma circunstância social e biológica. O esperma masculino, explica Jess, pesa menos do que o esperma feminino e, por isso, se move mais rapidamente. Assim, no processo de inseminação artificial, comuns entre as lésbicas, é muito mais provável que os espermas masculinos

LÉSBICAS CRIANDO FILHOS
Você já teve problema com isso?

alçarão e fecundarão o óvulo, antes do esperma feminino. O resultado é que os casais lésbicos que passam por inseminação artificial têm pelo menos 65% de chance de gerar um menino. O número desproporcional de meninos nascidos de mães lésbicas é, pelo menos em parte, um insulto irônico a um fato biológico implacável.

A biologia é uma coisa; o estilo da paternidade é outra. As mães lésbicas, Wells se vangloria, estão criando uma nova geração de homens que serão radicalmente diferentes dos meninos criados no modelo tradicional de famílias "patriarcais". Em vez de ensinarem os meninos a sublimarem suas emoções, para expressarem-se em ira e agressão, as lésbicas os ensinam a "dançar, cantar, decorar, tocar música, costurar, fazer teatro e roupas criativas, bem como a jogar futebol e baseball, surfar, esquiar e jogar basquetebol".

No pequeno âmbito de seu ensaio, Wells apresenta mães lésbicas que criam meninos como revolucionárias prontas a subverter a ordem social do modelo patriarcal. "A ala direita reage às mães lésbicas com vingança por várias razões", Wells lamenta. "Nós nos procriamos sem relação sexual; criamos filhos sem os homens no lar; ensinamos os meninos a não oprimirem as mulheres, a sentirem e a viverem livres das restrições de gênero e da homofobia." *Lesbians Raising Sons* inclui 36 capítulos adicionais, e todos eles lidam com as diferentes dimensões da criação de meninos por mães lésbicas. Em seu artigo, Peggy Drexler argumentou que a habilidade de crescer em direção à masculinidade é inata aos meninos e que, baseada em sua pesquisa, os meninos não precisam do modelo de uma figura masculina no lar para ensinar-lhes como ser homem.

DESEJO E ENGANO

Talvez ela tenha lido *Lesbians Raising Sons*. Se isso é verdade, Peggy Drexler se deparou com outra linha de argumentação e evidência. No primeiro capítulo desse livro, Sara Asch escreveu a respeito de seu filho, "que aparentemente é uma menina e que, se ele tivesse idade suficiente para ler isto, ficaria furioso comigo por usar o pronome masculino". Ela continuou, explicando que o menino usa 11 tranças decoradas com 88 contas. "Ondas esvoaçantes é o efeito que ele procura... Ele sabe como balançar sua cabeça com cabelos ondulados, prender uma mecha atrás da orelha e sugar um fio que lhe alcança a boca".

Isso difere de "todos os traços característicos da masculinidade". Robin Morgan, escrevendo sobre sua própria experiência como mãe de um menino, recordou que as primeiras histórias de dormir de seu filho retratavam mulheres e homens fortes, heróicos e "gentis". De acordo com Morgan, ela e sua parceira criaram as próprias histórias, "porque não se achava disponível quase nenhum livro anti-sexista para crianças". Ela também relatou que seu filho raramente era disciplinado ou punido de alguma maneira. "Em vez disso, conversamos a respeito do assunto", ela disse. Também contou que seu filho, agora crescido, afirma: "Eu sempre anelei ser proibido de alguma coisa ou punido por alguma coisa, como as outras crianças".

Morgan e sua parceira também se empenharam por criar um ambiente feminista em que seu filho seria educado. "Tentamos oferecer alternativas às 'normas' patriarcais... Oferecemos ao nosso filho e com ele brincamos de bonecas e servir chá, bem como com caminhões de bombeiros e tratores."

Uma visão ainda mais extrema a respeito de mães lésbicas e seus filhos foi relatada por Ruth Robson, enquanto explicava

LÉSBICAS CRIANDO FILHOS
Você já teve problema com isso?

a reação de lésbicas separatistas ao nascimento do seu filho. Havendo sido elas mesmas separatistas, ficaram perplexas a respeito de como lidariam com o bebê menino. "O que duas lésbicas farão com este pequenino emissário do patriarcado que invadiu nossa vida?" Robson define lésbicas separatistas como um estilo de vida em que as lésbicas "devotam suas energias, tanto quanto possível, exclusivamente a outras lésbicas ou, em alguns casos, a outras mulheres". É claro que o nascimento de um menino arruína esse quadro constituído apenas de mulheres.

Quando Colby, o filho de Ruth Robson, nasceu, ela temeu que sua parceira a deixaria. "Pensava em todos os concertos dos quais seríamos excluídas, em todas as conferências radicais em que não seríamos aceitas, em todos os distritos de mulheres nos quais nunca poderíamos viver."

O que aconteceu? Robson conta que suas amigas as abandonaram. "Inez disse que não poderia mais vir às reuniões em nossa casa, porque nossos cômodos transpiravam masculinidade". Raquel, outra amiga, "nos disse que não podia acreditar que não havíamos entregado o menino" para adoção. Outra amiga lésbica apareceu para fazer discursos "sobre a dissipação da força das lésbicas, a ética das lésbicas separatistas, as obrigações das lésbicas quanto ao futuro, a inviolabilidade do gênero feminino". Finalmente, outra lésbica, cujos avanços sexuais Robson rejeitava, "se levantou no encontro de danças e confraternização de lésbicas em Coconut Grove e propôs uma regra que impediria, de qualquer maneira, todas as lésbicas daquele grupo de participarem de famílias energizadas por homens".

Em seu próprio capítulo, Jess Wells insistiu que fizera tudo que pudera para não dar à luz um filho. "Como isso aconte-

DESEJO E ENGANO

ceu? Paguei para que tivesse a seleção do sexo do esperma. Fizeram os espermas nadarem por horas, e os mais rápidos deles – os 'machos' — foram lançados fora. Eu planejara ter uma menina", Wells recordou. "Era essencial que eu tivesse uma menina." Quando lhe disseram que tinha um menino em seu ventre, ela "ficou profundamente desapontada". Oponente fervorosa "do privilégio do homem, do patriarcalismo e da cultura masculina", Wells não pensava de maneira alguma em criar um menino. Eventualmente, ela aceitou o fato de que sua criança era um menino e decidiu que isso seria uma experiência positiva. "Meu filho não pode tirar-me da luta pelo direito das mulheres, nem me forçar a ter interesse por qualquer coisa que eu não julgue interessante. Ele não pode ser meu opressor, porque é meu filho, e não pode ser uma segunda chance de aliviar minha vida, porque tem a sua própria vida. Ele e eu exploraremos a cultura um do outro, compartilhando o que pudermos e respeitando o que não pudermos... Ambos, respeitando a soberania um do outro, poderemos nos regozijar em nossa diferença e celebrar nossa diversidade."

Os profetas do politicamente correto agora nos dizem que a diversidade é a ordem do dia e que "diversas formas de família" têm de ser saudadas com entusiasmo. Aqueles que insistem que o casamento é a união de um homem com uma mulher e que a paternidade deve fluir dessa união são rejeitados como intolerantes e extremistas de mentalidade fechada. Em face dessa intimidação, uma olhada rápida em *Lesbians Raising Sons* deve ser suficiente para ajudar a maioria dos americanos a saberem quem são os verdadeiros extremistas.

Capítulo 15

A ERA DA
PERVERSIDADE POLIMORFA

Uma revolução fomentada por ideias

As questões sexuais que agora nos confrontam – desde o colapso da família até ao casamento de pessoas do mesmo sexo– são, na verdade, peças de um quebra-cabeça maior. A fim de entendermos o que está acontecendo, temos de considerar atentamente todo oquadro, toda a trajetória da civilização ocidental durante o século passado. O que vemos não são questões isoladas e individuais, e sim uma grande transformação social que não aconteceu por acidente e não se desfará por si mesma.

No início dos anos 1930, o apreciado historiador Christopher Dawson escreveu: "A civilização ocidental está passando, no presente, por uma crise que, em essência, é diferente de qualquer outra que experimentou antes. Outras sociedades mudaram, no passado, suas instituições sociais ou suas crenças religiosas sob a influência de forças externas ou de um vagaroso desenvolvimento interno. Mas nenhuma delas jamais enfrentou conscientemente, à semelhança de nossa civilização, a perspectiva de uma mudança funda-

DESEJO E ENGANO

mental das crenças e instituições sobre as quais repousam a própria estrutura da vida social".[20]

Com base na perspectiva de 1930, Dawson olhou para frente, contemplando o restante do século, e entendeu o que estava acontecendo. Ele foi um profeta.

Para entendermos a mudança que Dawson previue, finalmente, aconteceu, é necessário que retornemos a 1909 quando Sigmund Freud tornou público seu entendimento sobre a sexualidade humana. Tentando compreender algo tão poderoso como o sexo, Freud se voltou ao que chamou de estágio "infantil" do desenvolvimento humano, identificando aprincipal característica da sexualidade infantil como *perversidade polimorfa*. Freud explicou: o que torna o estágio infantil caracteristicamente distinto dos outros estágios da vida humana éo fato de que a criança é"polimorfamente perversa"; e isso significa que a criança está pronta para demonstrar qualquer tipo de comportamento sexual sem qualquer restrição".[21]

Em seguida, ele explicou como a "civilização" emerge somente depois que essa perversidade inata e polimorfa é reprimida por repressão psicológica, ordem social e tradição. Freud achou que essa restrição era inevitável, pois a procriação é necessária para a continuação da raça, e o casamento heterossexual era absolutamente essencial à própria civilização. Ainda que rejeitemos a teoria de Freud, é importante que entendamos sua influência. Sem dúvida, Freud é um dos cavaleiros

---

20 Christopher Dawson, *Enquiries into religion and culture* (New York: Sheed & Ward, 1933).

21 Sigmund Freud, "Three contributions to the theory of sex", in A. A. Brill (ed.), *The basic writings of Sigmund Freud* (New York: Modern Library, 1995).

A ERA DA PERVERSIDADE POLIMORFA
Uma revolução fomentada por ideias

ideológicos do apocalipse do século XX. No entanto, até ele foi superado pelos que lhe sucederam.

Na segunda metade do século XX, Herbert Marcuse reconsiderou Freud em seu livro *Eros and Civilization* [Eros e civilização], mesclando suas teorias com as de Marx, para desenvolver uma teoria de sexualidade como libertação.[22] Todo o problema, Marcuse raciocinou, era a própria restrição que Freud acreditava ser inevitável e necessária, a repressão que ele imaginava conduzir à própria civilização. De acordo com Marcuse, a única maneira de alcançar a libertação era desfazer a repressão, reverter a restrição e, assim, desencadear na sociedade aquele estágio infantil de sexualidade pura – de perversidade polimorfa.

Na década de 60 *Eros and Civilization* recebeu muita atenção nas universidades, onde tais ideias sempre encontraram uma audiência bastante entusiasta. Contudo, o restante da cultura permaneceu inconsciente e imperturbada ao ataque que começara a acontecer contra os próprios alicerces da civilização. Agora se tornou evidente que a ideologia da perversidade polimorfa está ganhando terreno gradualmente – se não, rapidamente. Leia os jornais e observe os acontecimentos típicos de uma semana. Até algo tão básico como a natureza heterossexual do casamento está sob ataque. A própria ideia de normalidade ou de instituições permanentes está sendo subvertida pela cultura e marginalizada pelas elites culturais. O que enfrentamos agora é a subversão das categorizações e das instituições mais elementares da humanidade – gênero, família e casamento. Aos olhos de muitos de nossa cultura, o gênero é apenas um conceito

---

22 Herbert Marcuse, *Eros and civilization: a philosophical inquiry into Freud* (Boston: Beacon, 1955).

DESEJO E ENGANO

social maleável. De fato, no mundo pós-moderno, todas as realidades são maleáveis, e todos os princípios, instáveis. Tudo pode ser mudado. Nada é fixo. Toda verdade é relativa, toda verdade é construída pela sociedade, e tudo que é construído pode ser desconstruído, a fim de libertar.

Dizem-nos agora que até o gênero deve ser visto como um *continuum*. Isso significa que os seres humanos não são mais categorizados como macho e fêmea, e sim como qualquer das opções de gênero escolhidas. Além disso, o gênero é flexível, pelo menos de acordo com os profetas da libertação pós-modernos. Você pode sempre mudar seu gênero, se não gostar do gênero que lhe foi dado por nascimento. Sugestivamente, alguns cirurgiões estão agora revertendo as cirurgias de transformação de gênero que haviam realizado antes. Tudo isso representa uma negação do gênero como parte da bondade de Deus na criação. De acordo com o relato bíblico da criação, os seres humanos foram feitos como macho e fêmea, e essas categorias estabelecem a própria base da ordem humana. Isso é agora rejeitado como inerentemente opressivo e intolerante.

Durante anos, as elites ideológicas têm acreditado que o casamento é repressivo e inibidor. O casamento, dizem eles, é apenas o produto da evolução social, uma instituição que se desenvolveu porque a civilização necessitava de uma maneira de proteger os filhos e estimular a sua criação. Mas, na realidade, aquilo que evoluiu pode sempre evoluir, e o próximo passo, eles nos dizem, é mover-se para além do casamento. Esse era o alvo das elites culturais na segunda metade do século XX, e temos de admitir que eles fizeram grande progresso na realização de seu objetivo.

A ERA DA PERVERSIDADE POLIMORFA
Uma revolução fomentada por ideias

Se alguma instituição humana foi bastante subvertida no século XX, essa instituição foi, sem dúvida, o casamento. Atacado pelo divórcio, estilo de vida, meios de comunicação, política e costumes, o casamento foi minado em sua própria essência. É claro que oataque também prejudicou severamente a família. Aprópria ideia de família como uma unidade fixa – um marido, uma mulher, os filhos e as famílias destes – agora é considerada uma instituição arcaica, antiquada e intolerante, um instituição que tem de ser superada, para que a humanidade seja libertada da opressão.

Revoluções são fomentadas por ideias. A subversão cultural representada pela era da perversidade polimorfa tem se fundamentado primariamente nas ideias de três pessoas: Margaret Mead, Alfred Kinsey e Michel Foucault. Para entendermos a força e a velocidade com as quais a filosofia da perversidade polimorfa tem impactado e mudado a cultura, temos de entender, antes de tudo, as ideias que a sustentam.

Margaret Mead é considerada uma das fundadoras da antropologia na América. Depois de uma visita para pesquisa às ilhas do Pacífico, Mead escreveu em 1928 um livro intitulado *Coming of Age in Samoa* [Atingindo a maioridade em Samoa]. O livro, que impulsionou a carreira de Mead como antropóloga, argumentava que a adolescência em Samoa – diferentemente da adolescência ocidental – era um tempo de transição fácil da infância para a maioridade, porque os samoanos tendiam a desfrutar de sexo casual durante vários anos, antes de se estabelecerem no casamento. De acordo com Mead, o fator mais importante é que a promiscuidade é saudável. No entanto, a história tem provado que Mead era uma fraude. Todo o seu projeto se baseava em falsidade e infor-

DESEJO E ENGANO

mação errada. Cinco anos após a morte de Mead, em 1978, Derek Freeman publicou um livro intitulado *Margaret Mead and Samoa: The Making and Unmaking of an Anthropological Myth* [Margaret Mead e Samoa: criando e desfazendo um mito antropológico). Nesse livro, Freeman desafiou e refutou todas as principais afirmações de Mead. Retornando a Samoa para entrevistar as mulheres remanescentes da pesquisa de Mead, Freeman descobriu que as jovens que conversaram com Mead tinham mentido sobre a sua promiscuidade. Apesar disso, o livro de Mead teve enorme influência na cultura e na atitude americana para com o sexo e o casamento, por mais de cinquenta anos.

Outro agente intelectual da perversidade polimorfa foi Alfred Kinsey. Falando francamente, Kinsey foi um dos pervertidos sexuais mais influentes do século XX. De fato, ele permanece como um símbolo de tudo que era errado naquele período. Seu livro *Sexual Behavior in the Human Male* [Comportamento sexual do macho humano], publicado em 1948, inspirou uma revolução ao oferecer um pretexto pseudo-científico àqueles que estavam promovendo a era da perversidade polimorfa. Kinsey apenas levou adiante a conclusão de Margaret Mead. Se ela ensinou que a promiscuidade é saudável, Kinsey argumentou que a perversidade é saudável. A perversão sexual tem de ser celebrada.

Finalmente, consideremos Michael Foucault. Provavelmente, o menos conhecido do trio, Foucault exerceu influência proeminente na erudição americana. Ele era um filósofo francês que morreu depois de ser infectado por AIDS nos bares gays de San Francisco, na Califórnia. Foucault, uma das figuras preponderantes do pensamento pós-moderno, ensinou

A ERA DA PERVERSIDADE POLIMORFA
Uma revolução fomentada por ideias

que o sexo é tudo, e a única maneira de ser livre é sexualizar todas as dimensões da vida em direção da perversidade polimorfa. Em essência, Foucault argumentava que a sexualidade é em si mesma uma invenção moderna e que uma das ambições centrais da sociedade moderna era institucionalizar a repressão sexual. Embora tenha morrido em 1984, Foucault ainda é inquestionavelmente uma das pessoas mais influentes nas universidades da América.

Fomentada pelas ideias de Margaret Mead, Alfred Kinsey e Michael Foucault, a era de perversidade polimorfa paira sobre nós. A subversão do casamento e da família tem se estendido à lei e à moralidade, à autoridade e aos costumes. Os próprios hábitos da vida humana – os costumes e as tradições em que a civilização se fundamenta – estão sendo agora revertidos, marginalizados e descartados, em um esforço de eliminar todas as normas por meio de tornar comum aquilo que é anormal. Para aqueles cuja agenda é destruir a moralidade judaico-cristã e desconectar a civilização ocidental das normas bíblicas, não há estratégia melhor do que subverter o casamento, a família e a sexualidade, desencadeando na sociedade uma era e cultura de perversidade polimorfa.

Capítulo 16

A ERA DA
PERVERSIDADE POLIMORFA

Sete estratégias para a revolução

A estupenda transformação social que está acontecendo agora na América – o desprezo pela tradição, a destruição das instituições ordenadas, a normalização do anormal; em resumo, o estabelecimento de uma nova era e cultura de perversidade polimorfa – não tem acontecido por acidente. É o resultado de uma estratégia abrangente cuja intenção é mudar a maneira como as pessoas pensam em cada aspecto imaginável.

Em primeiro lugar, há uma *estratégia psicológica*. Vivemos numa era terapêutica em que cada momento deve ser apresentado dentro de uma estrutura psicológica. A estratégia daqueles que promovem a agenda da perversidade polimorfa tem sido a de definir a sexualidade como um assunto de orientação autoconsciente. Quando mudamos a questão do que os indivíduos *fazem* para o que eles *são* em termos de conceitos psicológicos, a equação moral é transformada completamente. A ideia de que a autonomia pessoal é o próprio cerne do que significa ser humano está agora onipresente na cultura terapêutica. Assim, a autonomia, a auto-estima e auto-realização

DESEJO E ENGANO

se tornam as realidades mais importantes. Qualquer coisa que reprime a demonstração desinibida dos anseios interiores é considerada prejudicial e repressiva, devendo, portanto, ser ilegal e imoral, marginalizada e erradicada.

Em segundo, há uma *estratégia médica*. Qualquer coisa que pode ser "psicologizada" também pode ser "medicalizada". Em 1973, a Associação Americana de Psiquiatria (APA) decidiu remover a homossexualidade do *Manual Diagnóstico e Estatístico de Desordens Mentais*, a lista oficial de doenças desta organização. Em outras palavras, num dia a homossexualidade era considerada uma desordem mental; no dia seguinte, não era mais. Mas, evidentemente, isso é medicina baseada em ideologia, e não em ciência. A decisão tomada pela Associação Americana de Psiquiatria para normalizar a homossexualidade não surgiu como resultado de estudos científicos inquestionáveis, nem porque alguém, em um laboratório, descobriu de repente que a homossexualidade era algo normal. Pelo contrário, a decisão ocorreu porque grupos de interesse especial forçaram a mudança, e os médicos se renderam.

Não subestime a importância dessa decisão. O que aconteceu não foi apenas que a homossexualidade era num momento considerada abominável e, no momento seguinte, algo normal. O que ocorreu foi isto: *crer* que a homossexualidade era abominável e errada era algo normal e aceitável em um momento, mas no momento seguinte se tornou um sintoma de enfermidade e intolerância mental. Isso foi uma revolução moral completa e passou despercebida para muitos americanos. Agora, nos deparamos com um conceito de "normal" que foi imposto pelas autoridades médicas e produziu grande reversão em nossa maneira de pensar sobre a moralidade. A crença

A ERA DA PERVERSIDADE POLIMORFA
Sete estratégias para a revolução

de que a heterossexualidade é normativa, outrora um sinal de pensamento moral saudável e firme, agora é vista como prejudicial e repressiva. Por outro lado, a homossexualidade, antes considerada insalubre e errada, agora é aceita como um "estilo de vida alternativo" perfeitamente legítimo.

Não há somente uma estratégia psicológica e uma estratégia médica, há também uma *estratégia política*. O século XX viu o desenvolvimento de políticas de interesses especiais, nas quais cada grupo que tinha uma agenda especial formou uma organização, contratou lobistas e entrou com gosto no processo político. Protesto era o primeiro passo, e a ação política, a sua conseqüência.

Quando pensamos sobre essa estratégia política, temos de fazer uma pergunta interessante: qual tem sido o seu grau de sucesso? Admiravelmente, de todas as estratégias que discutiremos, a estratégia política tem sido a *menos* eficiente, tanto para o movimento homossexual como para a era da perversidade polimorfa. Por quê? Porque os americanos não estão aceitando isso. Os americanos são freqüentemente apáticos quanto às mudanças fundamentais que ocorrem, mas, quando se deparam com uma escolha na urna de votação, tendem a decidir pela normalização do *normal*, e não do anormal. Pense nas várias emendas constitucionais diferentes aprovadas por diversos estados nas últimas e poucas consultas, identificando o casamento como a união de um homem e uma mulher. A reação instintiva dos americanos em normalizar o normal explica por que os proponentes da perversidade polimorfa têm se frustrado no âmbito político.

É claro que, diante do fracasso da estratégia política em produzir o resultado satisfatório, a perversidade polimorfa

DESEJO E ENGANO

tem confiado amplamente na *estratégia legal*. Isso se tornou possível devido à usurpação judicial da política. Como afirmou proféticamente o ex-juiz Robert Bork, agora nos deparamos com uma tirania de juízes que têm uma ideologia de ativismo judicial, que tratam a lei como um parque de diversões para inovação social, revolução social e subversão ideológica. A observação da professora Mary Ann Glendon, da faculdade de direito de Harvard, sobre a ascendência do "discurso sobre direitos" também é instrutiva. Tudo diz respeito a direitos. Certo e errado não têm mais qualquer significado como categorias da lei. De acordo com a teoria legal agora ensinada nas faculdades de direito, não há certo e errado, há somente direitos que competem entre si. E, evidentemente, muitos desses direitos são inventados, supostamente descobertos nas "penumbras e emanações" da Constituição dos Estados Unidos.

A estratégia legal tem sido extremamente eficaz. Desde a decisão *Roe vs. Wade*, em 1973, até à decisão *Lawrence vs. Texas*, em 2003, a Suprema Corte tem sido um cúmplice espontâneo da esquerda em produzir revolução social e moral. Em sua sarcástica discordância da opinião da maioria na decisão *Lawrence vs. Texas*, o juiz Antonin Scalia disse que a decisão significava nada menos do que o fim de toda a legislação moral nos Estados Unidos. Devido aos argumentos específicos que o juiz Anthony Kennedy expressou na opinião da maioria, nenhuma legislação baseada em moralidade jamais seria julgada novamente como constitucional. Em outra decisão, em 2003, a Suprema Corte dos Estados Unidos baniu a moralidade da pauta da vida pública americana.

Além das estratégias psicológicas, médicas, políticas e legais, há também a *estratégia educacional*, direcionada às escolas

A ERA DA PERVERSIDADE POLIMORFA
Sete estratégias para a revolução

e aos jovens. Nesta estratégia, o alvo é alcançar os jovens e, em última análise, separá-los de seus pais, libertando-os da autoridade e do ensino paternos. No início do século XX, John Dewey foi o primeiro a argumentar que a sociedade deveria agir de maneira decisiva para livrar os filhos dos preconceitos repressivos de seus pais. A filosofia de Dewey foi amplamente aceita; e esta é a situação em que agora estamos. As escolas de ensino elementar se tornaram, em essência, laboratórios de engenharia social. De fato, grupos como o Gay, Lesbian and Straight Education Network têm se mobilizado para influenciar o currículo das escolas, visando mudar as mentes jovens. Ao introduzirem seus programas, literatura e meios de comunicação nas salas de aula de escolas do primeiro ciclo do ensino fundamental, eles esperam e tencionam infectar as novas gerações com a ideologia da perversidade polimorfa.

Observe as figuras que agora aparecem nos livros dessas escolas. Veja quem está de mãos dadas. Veja quem está se abraçando. A família normal – mãe, pai, irmão e irmã – não é mais a figura comum. Se os agentes da perversidade polimorfa tiverem o seu lugar, os filhos serão criados por duas mães, ou dois pais, ou qualquer outra definição concebível de "família". O importante é que as crianças sejam livres da noção errônea – produzidas pelos preconceitos insensatos de seus pais – de que o casamento e a família são, normativamente, heterossexuais.

Essa estratégia é acelerada nas escolas do segundo ciclo do ensino fundamental e do ensino médio. Neste caso, a indução ideológica é radicalmente aumentada com mecanismos tais como a educação sexual abrangente. *Abrangente*, é claro, não se refere a um profundo entendimento da natureza da sexualidade humana. Tampouco se refere a uma profunda compreensão dos assuntos morais que estão em jogo. A educação sexual é *abrangente* apenas no sentido de que nada é considerado fora dos limites, incluindo técnicas sexuais e conselhos contraceptivos. Moralmente, tudo é aceitável – contanto que traga satisfação pessoal.

Clínicas estabelecidas nas escolas são outra ferramenta da era da perversidade polimorfa. Novamente, os filhos são separados da autoridade e do ensino dos pais e levados a consultórios em que lhes são oferecidas todos os tipos de "assistência" – desde aconselhamento sexual até contraceptivos. Isso acontece freqüentemente sem conhecimento dos pais e, ainda, sem o consentimento ou a notificação deles. Outros programas especiais são dirigidos aos estudantes do segundo ciclo do ensino fundamental e do ensino médio, de um modo que muitos pais não têm qualquer ideia do que seus filhos estão aprendendo. Raramente, esses eventos têm a palavra sexo, e somente por engano é que são apresentados de uma maneira que desperta a preocupação dos pais. Em vez disso, são anunciados como "semanas de ênfase especial" focalizadas na diversidade, tolerância e diferença.

Até os livros refletem essas mudanças. Os agentes da perversidade polimorfa têm feito do currículo da escola pública um alvo de interesse da sua estratégia, e está se tornando comum os adolescentes e os mais novos lerem livros classificados como "literatura para jovens adultos". Muitos desses livros são pornográficos. São instrumentos evangelísticos da era da perversidade polimorfa e acharam seu lugar até nas prateleiras de muitas bibliotecas escolares.

O nível universitário, por sua vez, é agora uma arena de revolução sexual. Considerando isso, o autor Paul Berman

A ERA DA PERVERSIDADE POLIMORFA
Sete estratégias para a revolução

disse certa vez: "Agora é proibido proibir". Mas a revolução não ocorre de baixo para cima. É também pressionada de cima para baixo; e números crescentes de faculdades e universidades oferecem programa de estudos sobre gays e lésbicas. Tudo isso é um mecanismo ideológico que visa colocar na estrutura da universidade, no corpo docente e no currículo uma semente de revolução sexual que, eventualmente, normatizará o anormal, e vice-versa. Além disso, quem não concorda "com isso" é não somente débil e digno de compaixão, mas também um perigo para o corpo político – é retrógrado, ignorante, repressivo.

Isso tem levado algumas entidades universitárias a estabelecerem como alvo específico as organizações cristãs. Em lugares como a Tufts University, a University of North Carolina, em Chapel Hill, e algumas instituições da Ivy League, houve casos em que organizações cristãs foram notificadas de que tinham de permitir que homossexuais praticantes fossem diretores em suas organizações, pois, do contrário, seriam banidas do campus e perderiam o reconhecimento como um grupo oficial de estudantes. Em outras palavras, uma organização cristã permaneceria no campus somente se abandonasse a moralidade cristã, fazendo isso em nome da diversidade e da tolerância.

Há também uma *estratégia cultural* focalizada nos centros da elite cultural americana. A indústria dos meios de comunicação e a indústria de entretenimento, música e propaganda se tornaram essencialmente o serviço de disseminação para a era de perversidade polimorfa. Muitos cristãos ficariam chocados se vissem como algumas empresas que manipulam sua imagem de integridade fazem seus anúncios à comunidade homossexual. Muitas dessas empresas são corporações que conhecemos bem, e cujos produtos compramos, mas apre-

DESEJO E ENGANO

sentam uma face completamente diversa quando se dirigem à cultura de perversidade polimorfa.

Não é exagero observar que Hollywood, com raras exceções, está se rendendo a essa cultura. De fato, os filmes de Hollywood se tornaram o principal meio pelo qual a cultura de perversidade polimorfa é apresentada como uma tendência predominante. Embora pareça, com base nos mapas eleitorais, que essa cultura está confinada às costas leste e oeste e a alguns centros urbanos, a realidade é que esta filosofia de liberação alcança cada comunidade e cada lar, por meio do entretenimento, da música, dos filmes e das propagandas.

Finalmente, há a *estratégia teológica*. O único grande obstáculo à vitória da cultura de perversidade polimorfa é a herança judaico-cristã. O maior obstáculo à normalização da homossexualidade é a Bíblia. Portanto, os revolucionários culturais têm implementado uma estratégia para transformar completamente o entendimento da sexualidade legado nas Escrituras e compreendido pela igreja cristã através dos séculos. Dessa subversão da teologia emergiu duas tradições rivais, duas religiões, cada uma delas reivindicando ser cristã. Um desses "cristianismos" não está mais fundamentado na autoridade bíblica; não está mais comprometido com as grandes doutrinas da fé nem com a fé que uma vez por todas foi entregue aos santos. Contudo, ele continua a receber o nome de "cristão" e a afirmar que seus adeptos não abandonaram a autoridade das Escrituras.

O pecado de Sodoma e Gomorra, eles dizem, não era a homossexualidade, e sim *inospitalidade*. Isso, porém, é um argumento negligentemente subversivo. Ignora o significado evidente da história em favor do avanço de uma causa. E o que dizem eles sobre as passagens de Levítico que condenam os

A ERA DA PERVERSIDADE POLIMORFA
Sete estratégias para a revolução

atos homossexuais? O que essas passagens sugerem, de acordo com os revolucionários culturais, é que os atos homossexuais são pecaminosos apenas quando são cometidos especificamente por pessoas heterossexuais. O mesmo argumento é apresentado sobre o ensino de Paulo em Romanos 1. Paulo não tinha qualquer entendimento de nossa ideia moderna de orientação sexual, prossegue o argumento deles. No entanto, os ensinos de Paulo ainda são proveitosos porque nos recordam que uma pessoa deve seguir a sua própria orientação sexual: violar tal orientação seria pecado contra a natureza – não a natureza em si mesmo, mas a natureza da *própria pessoa*.

Contudo, parece claro de Romanos 1 que o apóstolo Paulo tinha uma ideia bem exata de orientação sexual. De fato, Paulo acusa com bastante clareza a orientação sexual, pois ele lidou não somente com a *atividade* sexual, mas também com as *paixões* que levam a essa atividade. "Os homens", disse Paulo, "deixando o contato natural da mulher, se inflamaram mutuamente em sua sensualidade, cometendo torpeza, homens com homens" (Rm 1.27). A Bíblia não deixa margem para equívocos.

Como argumentou a falecida Elizabeth Achtemeier, do Union Theological Seminary, se há algo revelado com clareza nas Escrituras, é a absoluta condenação da homossexualidade em todas as formas e contextos. Não há espaço para negociação. Se a homossexualidade tem de ser harmonizada com o ensino bíblico, isso ocorrerá somente por meio da subversão de toda a autoridade da Escritura e pelo estabelecimento de uma versão rival do cristianismo.

Em todas estas áreas – psicológica, médica, política, legal, educacional, cultural e teológica – a era da perversidade po-

DESEJO E ENGANO

limorfa tem feito grandes esforços para entrincheirar-se na mente ocidental. A grande questão é se nossa civilização pode sobreviver ao ataque. Na verdade, a resposta é não – a menos que haja uma recuperação rápida da cosmovisão bíblica.

Capítulo 17

A ERA DA
PERVERSIDADE POLIMORFA

A civilização sobreviverá?

O relativismo moral é a principal característica de nossa época e requer a pergunta: a civilização sobreviverá? De modo bem simples, a resposta é não. A civilização não pode sobreviver ao triunfo da era da perversidade polimorfa, porque a ideia de sexo polimorfo é terrivelmente incompatível com a própria noção de civilização. A civilização se baseia em ordem, respeito, habito, costume e instituição – e tudo isso é rejeitado diretamente pela era de perversidade polimorfa.

Considerando a história da civilização ocidental, William e Ariel Durant argumentaram que um das principais realizações necessárias ao estabelecimento de civilizações é a restrição da sexualidade. Em suas palavras, a sexualidade é como um rio quente que precisa ter barrancos de ambos os lados. Infelizmente, o que temos visto é a remoção dos barrancos desse rio.[23]

Pitirim A. Sorokin, fundador do departamento de sociologia da Universidade de Harvard, asseverou que o casamento

---

23 William and Ariel Durant, *The lessons of history* (New York: Simon and Schuster, 1968), 35.

DESEJO E ENGANO

heterossexual é o alicerce da civilização. Você não pode criar ou manter uma civilização sem o casamento heterossexual e sem que este seja entendido como a norma. A menos que o casamento heterossexual seja protegido por leis, costumes e hábitos, e sejam excluídas quaisquer outras formas de união, a civilização é impossível. Sorokin formulou este argumento há mais de cinqüenta anos. Mesmo tão distante de nós, ele viu o surgimento desta era de perversidade, afirmando que esta era de rebelião destruiria a civilização. Contudo, ele também mantinha a esperança de que a civilização despertaria quando o problema finalmente se resumir na preservação do casamento. Sorokin estava correto?

Esta é a grande questão de nossos dias – a civilização acordará ou não quando o casamento for visto claramente como o principal campo de batalha e o primeiro alvo de ataque? Hoje, enfrentamos uma crise cultural que ameaça reverter a civilização e adotar o barbarismo. A civilização sobreviverá nestas circunstâncias? Eu diria que não. Na história da humanidade, não há nenhum exemplo de uma civilização que permaneceu por muito tempo, quando se desencadeou uma era de perversidade polimorfa.

Podemos nos restaurar disso? Certamente, temos de esperar e orar por isso; mas qualquer restauração terá de ser fundamentada em adotarmos de novo a verdade bíblica. Não acharemos recursos sociológicos suficientes para reverter as tendências prevalecentes. Não acharemos convicção jurídica suficiente para resistir a todos os ataques dos revolucionários culturais. Também não acharemos força política suficiente para cessar este movimento. Em última análise, só há uma coisa que se mantém firme entre esta cultura e a com-

A ERA DA PERVERSIDADE POLIMORFA
A civilização sobreviverá?

pleta devassidão – o fato de que o sexo não é uma invenção nossa. Os seres humanos são criaturas feitas por um Criador soberano, que nos fez macho e fêmea para sua glória, criou e instituiu o casamento tanto para o nosso bem como para a nossa felicidade.

Como disse J. R. R. Tokien, certa vez, ao seu filho Michael: "Você tem de lembrar, filho, que a monogamia é uma ética revelada". Ninguém descobre inesperadamente a monogamia, assim como esta cultura não achará acidentalmente a restauração. Ela terá de submeter-se à restauração. Esta cultura necessita de uma restauração bíblica, espiritual e teológica, que considera o gênero não um tipo de acidente evolucionário, e sim um dom de Deus, uma parte da própria bondade da criação realizada por Deus.

Vemos a glória de Deus na masculinidade do homem e na feminilidade da mulher. Entendemos o gênero como uma categorização fixa, e não uma aberração acidental no processo evolucionário da humanidade. Por isso, temos de lembrar a cultura que o casamento não é apenas um contrato social entre duas (ou mais) pessoas, e sim um ambiente em que a glória de Deus é manifestada por meio da ordenação correta de um homem e uma mulher, que se unem em pacto santo e permanente do casamento.

Devemos recusar-nos a separar as coisas boas do casamento; e temos de ressaltar, novamente, que parte da função essencial do casamento é a procriação. Aqueles que são capazes de ter filhos devem recebê-los com alegria, porque isso foi o que Deus instituiu. O sexo, a procriação, o casamento e a família têm de ser entretecidos juntos numa ética de respeito à vida, uma ética que reconhece os filhos como um dom de

DESEJO E ENGANO

Deus. Nesta família – homem, mulher e filhos – a civilização é enriquecida e fortalecida e, o que é mais importante, a glória de Deus é evidente no meio de sua criação.

O que temos de fazer para nos recuperarmos desta era de perversidade polimorfa? Em primeiro lugar, devemos lutar em todas as frentes. Temos de lutar na frente jurídica, na frente política, na frente dos meios de comunicação, da cultura, da educação, bem como na frente psicológica e na frente médica. Em cada uma dessas arenas cruciais, temos de dar testemunho da verdade. Ao fazermos isso, talvez sejamos marginalizados, percamos uma votação, sejamos criticados, mas não podemos simplesmente entregar o território aos inimigos.

Em segundo, temos de dar testemunho da verdade. Isso implica que temos de ser bastante cuidadosos não somente para *dizer* as coisas certas, mas também para *mostrar* as coisas certas. Em outras palavras, temos de nos assegurar de que nosso casamento e família são um testemunho da intenção de Deus e de que vivemos diante do mundo como pessoas que afirmam: se a insanidade, a irracionalidade e a anarquia sexual governam o mundo, elas não nos governarão. A glória de Deus será mostrada na fidelidade, onde quer que esta se ache, até no pequenino ambiente de nossas famílias aparentemente insignificantes. A era da perversidade polimorfa pode um dia se tornar a norma do mundo. Os revolucionários culturais podem, um dia, ser bem-sucedidos, indo além de seus sonhos mais vorazes. Todavia, enquanto houver um homem e uma mulher unidos em casamento santo, recebendo filhos como dons de Deus e ordenando a vida de sua família pela Palavra de Deus, ainda haverá um poderoso testemunho que o mundo não poderá ignorar.

A ERA DA PERVERSIDADE POLIMORFA
A civilização sobreviverá?

Em terceiro, temos de criar comunidades de casamentos fiéis e famílias saudáveis. Nossas igrejas têm de ser comunidades que demonstram a maravilha da glória de Deus no casamento e a santidade da intenção de Deus no sexo. Temosde permanecer unidos de modo que vivamos esse testemunho diante do mundo e treinemos nossos filhos para fazerem o mesmo.

Em quarto, temos de resgatar os que perecem e amar os detestáveis. O que acontece quando aqueles que se entregam a essa cultura de perversidade polimorfa caem, finalmente, doentes e entram em desespero? A igreja do Senhor Jesus Cristo é constituída de pecadores salvos pela graça – pecadores que entendem o que é o pecado e que Jesus Cristo veio para salvar pecadores. Portanto, devemos nos envolver na tarefa de resgatar os que perecem e amar os ímpios, pois também éramos assim.

Então, confrontemos essa tendência para a anarquia sexual com resolução autêntica. Formemos um movimento constituído não tanto de cartazes, outdoors e propagandas, e sim de casais e famílias, homens e mulheres, que não se dobrarão, não se prostrarão, não se renderão à cultura de perversidade polimorfa.

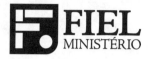

O Ministério Fiel visa apoiar a igreja de Deus, fornecendo conteúdo fiel às Escrituras através de conferências, cursos teológicos, literatura, ministério Adote um Pastor e conteúdo online gratuito.

Disponibilizamos em nosso site centenas de recursos, como vídeos de pregações e conferências, artigos, e-books, audiolivros, blog e muito mais. Lá também é possível assinar nosso informativo e se tornar parte da comunidade Fiel, recebendo acesso a esses e outros materiais, além de promoções exclusivas.

Visite nosso site

www.ministeriofiel.com.br

Esta obra foi composta em AJenson Pro Regular 12, e impressa
na Promove Artes Gráficas sobre o papel Pólen Soft 70g/m²,
para Editora Fiel, em Janeiro de 2021